Das Kochbuch zur essentiellen exokrinen Pankreasinsuffizienz (EPI) für neue Diagnosen 2024.

Umfassender Leitfaden zu EPI, fachkundiger Anleitung, wesentlichen Rezepten und Lifestyle-Hacks für ein erfolgreiches Leben mit exokriner Pankreasinsuffizienz

Dr. Sarah Matthews

1

Inhaltsverzeichnis

- Optimierung der Enzymnutzung zu Mahlzeiten und Snacks

- Erforschung von Nahrungsergänzungsmitteln

Kapitel 5: Das EPI-Kochbuch: Grundlegende Rezepte und Speisepläne

- Frühstücke für eine bessere Verdauung

- Mittagessen als Energie für den Tag

- Abendessen für ein verdauungsförderndes Vergnügen

- Snacks und Leckereien für jeden Geschmack

- Beispielspeisepläne für unterschiedliche Ernährungspräferenzen

Kapitel 6: Lebensstilstrategien für das EPI-Management

- Umgang mit Verdauungssymptomen

- Ausgleich zwischen körperlicher Aktivität und Ruhe

- Umgang mit emotionalen Herausforderungen

Kapitel 7: Beyond the Plate: Ganzheitliche Ansätze für EPI

- Achtsamkeits- und Stressreduktionstechniken

- Integrative Therapien zur Verdauungsunterstützung

- Sich für sich selbst und andere einsetzen

Kapitel 8: Leben Sie Ihr bestes Leben mit EPI

- Ziele setzen und Erfolge feiern

- Selbstbewusst reisen und auswärts essen

- Inspirierende Geschichten von Menschen, die mit EPI erfolgreich sind

Abschluss

Willkommen beim „Das Kochbuch „Essential Exocrine Pancreatic Insufficiency (EPI)" für neue Diagnosen 2024." Auf den Seiten dieses Kochbuchs begeben Sie sich auf eine transformative Reise der kulinarischen Erkundung und Stärkung. Als jemand, bei dem neu eine Exokrine Pankreasinsuffizienz (EPI) diagnostiziert wurde, bewegen Sie sich möglicherweise auf unbekanntem Terrain und stehen vor Fragen, Bedenken und vielleicht sogar ein wenig Unsicherheit darüber, wie Sie mit dieser Erkrankung umgehen sollen. Fürchten Sie sich nicht, denn in diesen Rezepten und Erkenntnissen liegt die Kraft, die Kontrolle über Ihre Gesundheit und Ihr Wohlbefinden zurückzugewinnen.

Danksagungen

Bevor wir in die geschmackvolle Welt der EPI-freundlichen Küche eintauchen, möchte ich den Personen und Institutionen, deren Beiträge dieses Kochbuch möglich gemacht haben, meinen tiefsten Dank aussprechen. Für die medizinischen Fachkräfte und Forscher, die sich unermüdlich für die Weiterentwicklung unseres Verständnisses und unserer Behandlung von EPI einsetzen, sind Ihr Fachwissen und Ihr Mitgefühl der Grundstein der Hoffnung für die von dieser Erkrankung Betroffenen. An die mutigen Menschen, die bei EPI leben und großzügig ihre Erfahrungen, Herausforderungen und Erfolge geteilt haben: Ihre Widerstandsfähigkeit und Stärke inspirieren uns alle. Und ich danke meinem eigenen Unterstützungsnetzwerk aus Familie, Freunden und Kollegen für Ihre unerschütterliche Ermutigung und Ihren Glauben an die transformative Kraft von Lebensmitteln.

Erlauben Sie mir mich vorzustellen. Ich bin Dr. Sarah Matthews, eine leidenschaftliche Verfechterin von Gesundheit und Wohlbefinden mit Spezialisierung auf Gastroenterologie und Ernährung. Als staatlich geprüfter Gastroenterologe mit über einem Jahrzehnt Erfahrung habe ich meine Karriere der Aufgabe gewidmet, Menschen bei der Bewältigung von Problemen im Bereich der Verdauungsgesundheit zu helfen, einschließlich der exokrinen Pankreasinsuffizienz (EPI). Mein Fachwissen reicht über die Klinik hinaus bis in die Küche, wo ich glaube, dass Lebensmittel ein wirksames Mittel zur Heilung und Ernährung sein können. Mit einem tiefen Verständnis der physiologischen Mechanismen, die EPI zugrunde liegen, und einem Gespür für die Kreation köstlicher, EPI-freundlicher Rezepte freue ich mich, mein Wissen und meine Leidenschaft in diesem Kochbuch mit Ihnen zu teilen. Lassen Sie uns gemeinsam die Kraft der Ernährung freisetzen und uns auf die Reise begeben, um mit EPI erfolgreich zu sein.

Liebe Grüße, liebe kulinarische Enthusiasten! Ich bin Dr. Sarah Matthews und verfolge seit mehr als zwei Jahrzehnten die Mission, Menschen bei der Bewältigung des Labyrinths der exokrinen Pankreasinsuffizienz (EPI) zu unterstützen. Stellen Sie sich Folgendes vor: eine geschäftige Küche voller verlockender Aromen von Gewürzen und Kräutern, in der jedes Brutzeln, Hacken und Rühren eine Geschichte von Widerstandsfähigkeit und Triumph über Widrigkeiten erzählt.

EPI ist nicht nur eine medizinische Diagnose; Es ist eine Reise voller Wendungen und unerwarteter Umwege. Stellen Sie sich vor, Sie stehen am Scheideweg der Gesundheit und die Unsicherheit wirft ihren Schatten auf jede Entscheidung, jede Mahlzeit. Es ist eine Herausforderung, die ich aus erster Hand bei Patienten wie Emma miterlebt habe, deren Weg von der Diagnose zur Selbstbestimmung die Entstehung dieses Kochbuchs inspirierte.

Emmas Geschichte berührt uns tief und erinnert uns an die vielfältigen Erfahrungen, die sich durch diese Seiten ziehen. In diesen kulinarischen Korridoren finden Sie mehr als nur Rezepte; Sie werden einen Fahrplan entdecken, wie Sie Ihre Beziehung zum Essen wiedererlangen und die Kunst der Ernährung erlernen können.

Begleiten Sie mich auf dieser gastronomischen Odyssee, während wir die Geheimnisse der Ernährung lüften, ein köstliches Gericht nach dem anderen. Lassen Sie uns gemeinsam Angst in Geschmack, Unsicherheit in Erkundung und Isolation in Gemeinschaft verwandeln. Denn in der Küche, wo Zutaten tanzen und Aromen singen, finden wir nicht nur Nahrung, sondern auch Trost, Verbindung und das grenzenlose Potenzial der Heilung.

Willkommen beim „Das Kochbuch „Essential Exocrine Pancreatic Insufficiency (EPI)" für neue Diagnosen 2024." Lasst das kulinarische Abenteuer beginnen!

Exokrine Pankreasinsuffizienz (EPI) ist eine komplexe Erkrankung, die sich auf das Verdauungssystem, insbesondere die Bauchspeicheldrüse, auswirkt. Dieses wichtige Organ liegt hinter dem Magen und spielt eine wichtige Rolle bei der Verdauung und Aufnahme von Nährstoffen. Wenn jedoch EPI auftritt, wird die Bauchspeicheldrüse geschwächt, wodurch ihre Fähigkeit zur Produktion und Freisetzung essentieller Verdauungsenzyme beeinträchtigt wird.

Diese Enzyme – Lipase, Protease und Amylase – sind wie kulinarische Alchemisten, die Fette, Proteine und Kohlenhydrate in kleinere Moleküle zerlegen, die der Körper aufnehmen und nutzen kann. Ohne eine ausreichende Versorgung mit diesen Enzymen gerät der Verdauungsprozess ins Stocken, was zu einer Kaskade von Symptomen und Komplikationen führt.

Stellen Sie sich eine gut geölte Maschine vor, die plötzlich stottert und ins Stocken gerät und ihre wesentlichen Funktionen nicht mehr erfüllen kann. Das ist die Realität, mit der Menschen mit EPI konfrontiert sind. Die Symptome können von Person zu Person unterschiedlich sein, umfassen jedoch häufig Bauchbeschwerden, Blähungen, Blähungen, Durchfall, Gewichtsverlust und Unterernährung.

Die Diagnose von EPI kann eine Herausforderung sein, da sich die Symptome mit denen anderer Magen-Darm-Erkrankungen überschneiden. Allerdings setzen Gesundheitsdienstleister eine Vielzahl diagnostischer

Tests ein, darunter Bluttests, Stuhltests, bildgebende Untersuchungen und Pankreasfunktionstests, um eine Diagnose zu bestätigen.

Das Verständnis von EPI ist der erste Schritt zur Bewältigung und Bewältigung seiner Herausforderungen. Indem wir die Komplexität dieser Erkrankung entschlüsseln, können wir fundierte Entscheidungen über unsere Gesundheit und unser Wohlbefinden treffen. In diesem Kochbuch befassen wir uns eingehender mit den Ursachen, Symptomen, Diagnosen und Behandlungsstrategien für EPI und geben Ihnen das Wissen und die Werkzeuge an die Hand, um diese Reise mit Zuversicht zu meistern.

Überblick über das Buch

„EPI Essentials 2024: Das ultimative Kochbuch für neue Diagnosen" ist mehr als nur eine Rezeptsammlung; Es handelt sich um einen umfassenden Leitfaden, der Personen, bei denen neu eine exokrine Pankreasinsuffizienz (EPI) diagnostiziert wurde, auf ihrem Weg zu mehr Gesundheit und Wohlbefinden unterstützen soll. Auf den Seiten dieses Kochbuchs finden Sie einen Schatz an Wissen, Inspiration und praktischen Werkzeugen, um die Herausforderungen von EPI mit Zuversicht und Kreativität zu meistern.

- **<u>Expertenberatung</u>**

Vom Verständnis der Grundlagen von EPI bis hin zum Kennenlernen der neuesten Fortschritte in der Behandlung und im Management bietet dieses Buch fachkundige Anleitung von medizinischen Fachkräften, die auf Gastroenterologie, Ernährung und Kochkunst spezialisiert sind. Sie erhalten Einblicke in die zugrunde liegenden Mechanismen von EPI, seine Auswirkungen auf Verdauung und Ernährung sowie Strategien zur

Optimierung Ihrer Ernährungsgewohnheiten zur Unterstützung der
Verdauungsgesundheit.

- ## **Wesentliche Rezepte**

Entdecken Sie eine vielfältige Auswahl köstlicher Rezepte, die speziell auf
die Bedürfnisse von Menschen mit EPI zugeschnitten sind. Vom herzhaften
Frühstück bis zum herzhaften Abendessen ist jedes Rezept sorgfältig
zusammengestellt, um köstlich, nahrhaft und leicht verdaulich zu sein.
Egal, ob Sie sich nach wohltuenden Klassikern sehnen oder neue
kulinarische Grenzen erkunden, in diesem Kochbuch werden Sie etwas
finden, das Ihren Gaumen verwöhnt.

- ## **Praktische Speisepläne**

Machen Sie Schluss mit dem Rätselraten bei der Essensplanung mit
praktischen und anpassbaren Essensplänen, die auf Ihre
Ernährungsvorlieben und Ernährungsbedürfnisse zugeschnitten sind.
Unabhängig davon, ob Sie sich fettarm ernähren, glutenfrei ernähren oder
vegetarisch leben, bieten diese Speisepläne einen Leitfaden für eine
köstliche und ausgewogene Ernährung und stellen sicher, dass Sie sich
durch Ihre diätetischen Einschränkungen nie benachteiligt oder überfordert
fühlen.

- **Lifestyle-Hacks**

Über die Küche hinaus bietet dieses Buch Lifestyle-Hacks und Tipps, wie Sie mit EPI in jedem Aspekt des Lebens erfolgreich sein können. Von der Bewältigung von Symptomen und der Bewältigung sozialer Situationen bis hin zu selbstbewusstem Reisen und Essen gehen – Sie werden praktische Strategien für ein optimales Leben mit EPI entdecken.

- **Ermächtigung**

Bei „EPI Essentials 2024" geht es vor allem um Empowerment. Es geht darum, Sie mit dem Wissen, den Fähigkeiten und dem Selbstvertrauen auszustatten, um die Kontrolle über Ihre Gesundheit und Ihr Wohlbefinden zu übernehmen. Unabhängig davon, ob bei Ihnen EPI neu diagnostiziert wurde oder Sie schon seit Jahren mit dieser Erkrankung leben, ist dieses Kochbuch Ihr Begleiter auf dem Weg zu einem gesünderen und glücklicheren Menschen.

Exokrine Pankreasinsuffizienz (EPI) ist eine Magen-Darm-Erkrankung, die durch eine unzureichende Produktion oder Sekretion von Verdauungsenzymen durch die Bauchspeicheldrüse gekennzeichnet ist. Diese Enzyme sind für den Abbau von Fetten, Proteinen und Kohlenhydraten in der von uns verzehrten Nahrung unerlässlich. Ohne ausreichende Enzyme wird der Verdauungsprozess beeinträchtigt, was zu einer Malabsorption und einer Reihe von Symptomen führt.

EPI kann durch verschiedene Grunderkrankungen oder Faktoren entstehen, die die Funktion der Bauchspeicheldrüse beeinträchtigen. Chronische Pankreatitis, Mukoviszidose, Bauchspeicheldrüsenkrebs und Bauchspeicheldrüsenoperationen gehören zu den Hauptursachen für EPI. Auch Lebensstilfaktoren wie übermäßiger Alkoholkonsum und Rauchen können zur Entstehung beitragen.

Die Symptome von EPI können variieren, umfassen jedoch häufig Bauchschmerzen, Blähungen, Blähungen, Durchfall, Gewichtsverlust und Nährstoffmangel. Die Diagnose wird typischerweise durch eine Kombination aus Anamnese, körperlicher Untersuchung, Bluttests, Stuhltests, bildgebenden Untersuchungen und Pankreasfunktionstests gestellt.

Das Verständnis von EPI ist für eine wirksame Behandlung und Behandlung von entscheidender Bedeutung. Frühzeitige Erkennung und

Diagnose ermöglichen es Gesundheitsdienstleistern, geeignete Interventionen einzuleiten, die Symptomkontrolle zu verbessern und mit EPI verbundene Komplikationen zu verhindern.

Was ist eine exokrine Pankreasinsuffizienz?

Exokrine Pankreasinsuffizienz (EPI) ist eine Magen-Darm-Erkrankung, die durch eine unzureichende Produktion oder Sekretion von Verdauungsenzymen durch die Bauchspeicheldrüse gekennzeichnet ist. Um EPI vollständig zu verstehen, ist es wichtig, sich mit der komplizierten Anatomie und Funktion dieses lebenswichtigen Organs auseinanderzusetzen.

Anatomie und Funktion der Bauchspeicheldrüse:

Die Bauchspeicheldrüse liegt hinter dem Magen im Oberbauch und erfüllt sowohl endokrine als auch exokrine Funktionen. In seiner exokrinen Rolle produziert es Verdauungsenzyme – Lipase, Protease und Amylase – und gibt diese in den Dünndarm ab, um die Nahrungsverdauung zu unterstützen.

Wenn Nahrung in den Dünndarm gelangt, schüttet die Bauchspeicheldrüse diese Enzyme als Reaktion auf hormonelle Signale aus. Diese Enzyme wirken dann wie molekulare Scheren und schneiden große Fett-, Protein- und Kohlenhydratmoleküle in kleinere Fragmente, die leicht vom Darm aufgenommen werden können.

16

Auswirkungen einer unzureichenden Enzymproduktion:

Bei Personen mit EPI ist die Bauchspeicheldrüse nicht in der Lage, eine
ausreichende Menge dieser Verdauungsenzyme zu produzieren, was zu
einer beeinträchtigten Verdauung und Nährstoffaufnahme führt. Ohne
ausreichende Enzyme bleiben Fette, Proteine und Kohlenhydrate
unverdaut, was zu einer Malabsorption und einer Reihe von Magen-Darm-
Beschwerden führt.

Ursachen einer exokrinen Pankreasinsuffizienz:

EPI kann durch verschiedene Grunderkrankungen oder Faktoren entstehen,
die die Pankreasfunktion beeinträchtigen. Chronische Pankreatitis,
Mukoviszidose, Bauchspeicheldrüsenkrebs,
Bauchspeicheldrüsenoperationen und Autoimmunerkrankungen der
Bauchspeicheldrüse sind die Hauptursachen für EPI. Auch
Lebensstilfaktoren wie übermäßiger Alkoholkonsum und Rauchen können
zur Entstehung beitragen.

Symptome einer exokrinen Pankreasinsuffizienz:

Die Symptome von EPI können variieren, umfassen jedoch häufig
Bauchschmerzen, Blähungen, Blähungen, Durchfall, Gewichtsverlust und
Nährstoffmangel. Diese Symptome entstehen durch eine gestörte
Verdauung und eine schlechte Aufnahme von Fetten, Proteinen und
Kohlenhydraten.

Diagnoseprozess:

Die Diagnose einer EPI erfordert einen vielschichtigen Ansatz, der mit einer gründlichen Anamnese und körperlichen Untersuchung beginnt. Gesundheitsdienstleister können Bluttests zur Messung des Enzymspiegels, Stuhltests zur Beurteilung des Fettgehalts und bildgebende Untersuchungen (z. B. CT-Scans oder MRT) zur Beurteilung der Bauchspeicheldrüsenfunktion anordnen. Zusätzlich können Pankreasfunktionstests durchgeführt werden, um die Diagnose zu bestätigen.

Behandlung und Management:

Die Behandlung von EPI dreht sich in der Regel um eine Enzymersatztherapie, bei der synthetische Verdauungsenzyme zu den Mahlzeiten eingenommen werden, um die Verdauung zu unterstützen. Darüber hinaus können Ernährungsumstellungen, Nahrungsergänzungsmittel und Änderungen des Lebensstils empfohlen werden, um die Symptome zu lindern und die Verdauungsgesundheit zu optimieren.

Das Verständnis des komplexen Zusammenspiels zwischen der Anatomie der Bauchspeicheldrüse, der Enzymfunktion und der Entwicklung einer exokrinen Pankreasinsuffizienz ist für eine wirksame Diagnose, Behandlung und Behandlung der Erkrankung von entscheidender Bedeutung.

Eine exokrine Pankreasinsuffizienz (EPI) kann durch verschiedene Grunderkrankungen oder Faktoren entstehen, die die Funktion der Bauchspeicheldrüse beeinträchtigen. Das Verständnis dieser Ursachen und Risikofaktoren ist für die Identifizierung gefährdeter Personen und die Umsetzung geeigneter vorbeugender Maßnahmen und Behandlungen von entscheidender Bedeutung.

Hauptursachen:

1. **Chronische Pankreatitis:** Eine langfristige Entzündung der Bauchspeicheldrüse kann zu einer Schädigung und Vernarbung des Bauchspeicheldrüsengewebes führen und dessen Fähigkeit, Verdauungsenzyme zu produzieren und freizusetzen, beeinträchtigen.

2. **Mukoviszidose:** Diese genetische Störung beeinträchtigt die Produktion von Schleim, Schweiß und Verdauungsflüssigkeiten, einschließlich Pankreasenzymen. Menschen mit Mukoviszidose leiden häufig unter EPI aufgrund der Verstopfung der Pankreasgänge durch verdickten Schleim.

3. **Bauchspeicheldrüsenkrebs:** Tumore in der Bauchspeicheldrüse können den Fluss von Verdauungsenzymen behindern und zu EPI führen. Darüber hinaus können Behandlungen wie eine Operation oder Strahlentherapie das Bauchspeicheldrüsengewebe schädigen und den Zustand weiter verschlimmern.

4. **Bauchspeicheldrüsenchirurgie:** Chirurgische Eingriffe an der Bauchspeicheldrüse, wie etwa die Pankreatikoduodenektomie

(Whipple-Eingriff), können die normale Funktion der Bauchspeicheldrüse stören und zur Entwicklung einer EPI beitragen.

5. **Autoimmunerkrankungen:** Autoimmunerkrankungen, die die Bauchspeicheldrüse betreffen, wie z. B. die Autoimmunpankreatitis, können zu Entzündungen und Schäden am Bauchspeicheldrüsengewebe führen, was zu EPI führt.

Sekundäre Faktoren:

1. **Alkoholkonsum:** Übermäßiger Alkoholkonsum über einen längeren Zeitraum kann zu einer Entzündung der Bauchspeicheldrüse (Pankreatitis) führen und das EPI-Risiko erhöhen.

2. **Rauchen:** Rauchen ist mit einem erhöhten Risiko für die Entwicklung einer chronischen Pankreatitis verbunden, einer häufigen Vorstufe von EPI.

Andere Risikofaktoren:

- **Familiengeschichte:** Personen mit einer familiären Vorgeschichte von Bauchspeicheldrüsenerkrankungen oder EPI haben möglicherweise ein höheres Risiko, an dieser Erkrankung zu erkranken.

- **Alter:** EPI kann in jedem Alter auftreten, wird jedoch häufiger bei Erwachsenen diagnostiziert, insbesondere bei Personen über 40 Jahren.

- **Genetische Faktoren:** Bestimmte genetische Mutationen und Veranlagungen können die Wahrscheinlichkeit erhöhen, an EPI zu erkranken, insbesondere bei Personen, bei denen diese Erkrankung in der Familie vorkommt.

Durch die Identifizierung und Behandlung dieser zugrunde liegenden Ursachen und Risikofaktoren können Gesundheitsdienstleister proaktive Maßnahmen ergreifen, um exokrine Pankreasinsuffizienz effektiv zu verhindern, zu diagnostizieren und zu behandeln.

Symptome und Diagnose

Exokrine Pankreasinsuffizienz (EPI) geht mit einer Vielzahl von Symptomen einher, deren Schweregrad und Auswirkungen auf die Lebensqualität einer Person variieren können. Das Erkennen dieser Symptome und eine ordnungsgemäße diagnostische Beurteilung sind wesentliche Schritte zur wirksamen Behandlung der Erkrankung.

Häufige Symptome von EPI:

1. **Bauchschmerzen:** Bei Personen mit EPI kann es zu anhaltenden oder wiederkehrenden Bauchschmerzen kommen, die in Intensität und Lokalisation variieren können.

2. **Blähungen und Blähungen:** Übermäßige Blähungen und Blähungen sind häufige Symptome einer EPI, die häufig mit Bauchbeschwerden einhergehen.

21

3. **Durchfall:** Durchfall ist ein häufiges Symptom von EPI und zeichnet sich durch lockeren, wässrigen Stuhl aus, der übel riechen und schwer zu kontrollieren ist.

4. **Gewichtsverlust:** Eine schlechte Aufnahme von Nährstoffen aufgrund einer unzureichenden Verdauung kann bei Personen mit EPI zu einem unbeabsichtigten Gewichtsverlust führen.

5. **Nährstoffmangel:** Eine unzureichende Aufnahme von Fetten, Proteinen und Kohlenhydraten kann zu Nährstoffmangel und damit zu Müdigkeit, Schwäche und anderen gesundheitlichen Komplikationen führen.

Diagnoseprozess:

Die Diagnose einer EPI erfordert eine umfassende Beurteilung durch einen Gesundheitsdienstleister, einschließlich einer gründlichen Anamnese, körperlichen Untersuchung und diagnostischen Tests. Zu den wichtigsten Schritten im Diagnoseprozess gehören:

1. **Krankengeschichte:** Gesundheitsdienstleister werden sich nach Symptomen, Krankengeschichte, Familiengeschichte und Lebensstilfaktoren erkundigen, die zur Entwicklung von EPI beitragen können.

2. **Körperliche Untersuchung:** Eine körperliche Untersuchung kann Anzeichen wie Druckschmerzhaftigkeit, Blähungen oder Anzeichen einer Mangelernährung aufdecken.

3. **Bluttests:** Es können Blutuntersuchungen durchgeführt werden, um den Spiegel von Pankreasenzymen wie Amylase und Lipase sowie Marker für eine Malabsorption wie den Vitamin- und Mineralstoffspiegel zu messen.

4. **Stuhltests:** Stuhltests können verwendet werden, um den Fettgehalt und das Vorhandensein unverdauter Nahrungspartikel zu bestimmen, die auf eine Malabsorption hinweisen.

5. **Bildgebende Studien:** Zur Beurteilung der Struktur und Funktion der Bauchspeicheldrüse und der umliegenden Organe können bildgebende Untersuchungen wie Ultraschalluntersuchungen des Abdomens, CT-Scans oder MRT angeordnet werden.

6. **Pankreasfunktionstests:** Zur Beurteilung der Pankreasfunktion und zur Bestätigung der EPI-Diagnose können spezielle Tests wie der Sekretinstimulationstest oder der Stuhlelastasetest durchgeführt werden.

Bedeutung der Frühdiagnose:

Eine frühzeitige Diagnose von EPI ist entscheidend für die Einleitung einer geeigneten Behandlung und die Vermeidung von Komplikationen im Zusammenhang mit Unterernährung und Nährstoffmangel. Durch das Erkennen der Symptome und eine rechtzeitige diagnostische Beurteilung können Personen mit EPI umgehend eingreifen und Unterstützung erhalten, um ihre Lebensqualität zu verbessern.

KAPITEL 2

Die exokrine Pankreasinsuffizienz (EPI) kann überwältigend sein, insbesondere für Personen, bei denen die Erkrankung neu diagnostiziert wurde. Dieses Kapitel dient als Leitfaden, der Sie bei der Bewältigung der ersten Phasen des EPI-Managements unterstützt, vom Verständnis Ihrer Diagnose über die Anpassung Ihres Lebensstils bis hin zum Zugriff auf Ressourcen zur Unterstützung.

Verstehen Sie Ihre Diagnose:

Nach Erhalt einer EPI-Diagnose haben Sie natürlich Fragen und Bedenken darüber, was dies für Ihre Gesundheit und Ihr Wohlbefinden bedeutet. Nehmen Sie sich die Zeit, Ihre Diagnose mit Ihrem Arzt zu besprechen, Fragen zu stellen und um Klärung aller Aspekte zu bitten, die Sie möglicherweise nicht vollständig verstehen. Das Verständnis der Natur von EPI und seiner Auswirkungen auf Ihre Verdauungsgesundheit ist der erste Schritt zur wirksamen Behandlung der Erkrankung.

Informieren Sie sich über EPI:

Wissen ist hilfreich, wenn es um die Verwaltung von EPI geht. Nutzen Sie seriöse Informationsquellen wie medizinische Websites, Bücher und Selbsthilfegruppen, um mehr über die Erkrankung, ihre Ursachen, Symptome, Behandlungsmöglichkeiten und Änderungen des Lebensstils zu erfahren. Wenn Sie sich über EPI informieren, können Sie fundierte

Entscheidungen über Ihre Gesundheit treffen und sich aktiv an Ihrem
Behandlungsplan beteiligen.

Erstellen eines Support-Netzwerks:

Das Leben mit EPI kann eine Herausforderung sein, aber Sie müssen nicht
alleine damit zurechtkommen. Wenden Sie sich an Freunde,
Familienmitglieder und Kollegen, die Ihnen Verständnis, Ermutigung und
Unterstützung bieten können. Erwägen Sie den Beitritt zu Online-Foren
oder Selbsthilfegruppen für Personen mit EPI, um mit anderen in Kontakt
zu treten, die ähnliche Erfahrungen teilen und wertvolle Erkenntnisse und
Ratschläge zu erhalten.

Ernährungsumstellungen vornehmen:

Die Ernährung spielt eine entscheidende Rolle bei der Bewältigung von
EPI und der Optimierung der Verdauungsgesundheit. Arbeiten Sie mit
einem registrierten Ernährungsberater oder Ernährungsberater zusammen,
um einen personalisierten Speiseplan zu entwickeln, der auf Ihre
spezifischen Bedürfnisse und Ernährungspräferenzen zugeschnitten ist.
Konzentrieren Sie sich auf den Verzehr von Lebensmitteln, die leicht
verdaulich und nährstoffreich sind, und minimieren Sie gleichzeitig
Lebensmittel, die die Symptome verschlimmern oder
Verdauungsbeschwerden auslösen können.

Erkundung der Behandlungsmöglichkeiten:

Die Behandlung von EPI umfasst typischerweise eine
Enzymersatztherapie, bei der synthetische Verdauungsenzyme zu den
Mahlzeiten eingenommen werden, um die Verdauung zu unterstützen. Ihr

25

Arzt empfiehlt möglicherweise auch andere Medikamente, Nahrungsergänzungsmittel oder Interventionen zur Linderung der Symptome und zur Verbesserung Ihrer allgemeinen Lebensqualität. Besprechen Sie Ihre Behandlungsmöglichkeiten mit Ihrem Gesundheitsteam, um den für Sie am besten geeigneten Ansatz zu ermitteln.

Planung für die Zukunft:

Das Leben mit EPI ist eine Reise, und es ist wichtig, sie mit einer langfristigen Perspektive anzugehen. Ergreifen Sie proaktive Maßnahmen zur Bewältigung Ihrer Erkrankung, geben Sie Ihrer Gesundheit und Ihrem Wohlbefinden Priorität und planen Sie für die Zukunft. Bleiben Sie mit Ihrem Gesundheitsteam in Kontakt, nehmen Sie an regelmäßigen Kontrolluntersuchungen teil und überwachen Sie Ihre Symptome genau, um eine rechtzeitige Intervention und eine optimale Behandlung von EPI sicherzustellen.

Umgang mit der Diagnose

Die Diagnose einer exokrinen Pankreasinsuffizienz (EPI) kann eine Reihe von Emotionen hervorrufen, von Schock und Unglauben bis hin zu Angst und Unsicherheit. Um mit der Diagnose klarzukommen, müssen Sie mit diesen Emotionen umgehen, sich an die Realität des Lebens mit einer chronischen Erkrankung gewöhnen und Strategien finden, um Ihr körperliches und emotionales Wohlbefinden aufrechtzuerhalten.

Erkennen Sie Ihre Gefühle an:

Es ist normal, dass bei Erhalt der EPI-Diagnose ein emotionaler Wirbelsturm auftritt. Erlauben Sie sich, Ihre Gefühle anzuerkennen und

26

auszudrücken, sei es Traurigkeit, Wut, Frustration oder Angst. Das
Gespräch mit einem vertrauenswürdigen Freund, Familienmitglied oder
einem Psychiater kann einen sicheren Raum bieten, um Ihre Gefühle zu
verarbeiten und eine Perspektive auf Ihre Situation zu gewinnen.

Informationen und Unterstützung suchen:

Wissen ist hilfreich, wenn es um den Umgang mit EPI geht. Informieren
Sie sich über die Erkrankung, ihre Ursachen, Symptome,
Behandlungsmöglichkeiten und Anpassungen des Lebensstils. Nutzen Sie
seriöse Informationsquellen wie medizinische Websites, Bücher und
Selbsthilfegruppen, um Erkenntnisse zu gewinnen und mit anderen in
Kontakt zu treten, die verstehen, was Sie durchmachen.

Konzentrieren Sie sich auf das, was Sie kontrollieren können:

Auch wenn das Leben mit EPI Herausforderungen mit sich bringen kann,
konzentrieren Sie sich auf das, was Sie kontrollieren können, anstatt sich
mit dem zu beschäftigen, was Sie nicht kontrollieren können. Ergreifen Sie
proaktive Maßnahmen zur Bewältigung Ihrer Erkrankung, indem Sie sich
beispielsweise an Ihren Behandlungsplan halten, Ihre Ernährung umstellen,
sich gut um sich selbst kümmern und bei Bedarf Unterstützung suchen.
Indem Sie die Verantwortung für Ihre Gesundheit und Ihr Wohlbefinden
übernehmen, können Sie Ihr Gefühl der Kontrolle und Belastbarkeit
stärken.

Bauen Sie ein Support-Netzwerk auf:

Umgeben Sie sich mit einem unterstützenden Netzwerk aus Freunden,
Familienmitgliedern und medizinischen Fachkräften, die Ihnen
Verständnis, Ermutigung und praktische Hilfe bieten können. Zögern Sie

nicht, um Hilfe zu bitten, wenn Sie sie brauchen, sei es um emotionale Unterstützung, Unterstützung bei alltäglichen Aufgaben oder bei der Bewältigung von Herausforderungen im Gesundheitswesen. Der Aufbau eines starken Unterstützungsnetzwerks kann eine wertvolle Quelle der Kraft und des Trostes sein, wenn Sie die Herausforderungen des Lebens mit EPI bewältigen.

Üben Sie Selbstfürsorge:

Wenn Sie mit einer chronischen Erkrankung wie EPI leben, ist es wichtig, auf Ihr körperliches und emotionales Wohlbefinden zu achten. Integrieren Sie Selbstfürsorgepraktiken in Ihren Alltag, wie zum Beispiel regelmäßige Bewegung, gesunde Ernährung, ausreichend Schlaf, Techniken zur Stressbewältigung und Aktivitäten, die Ihnen Freude und Entspannung bringen. Wenn Sie der Selbstfürsorge Priorität einräumen, können Sie Ihre allgemeine Gesundheit und Widerstandsfähigkeit im Angesicht von Widrigkeiten bewahren.

Bleiben Sie positiv und hoffnungsvoll:

Eine positive Einstellung zu bewahren und ein Gefühl der Hoffnung zu kultivieren, können wirksame Werkzeuge zur Bewältigung von EPI sein. Konzentrieren Sie sich auf die Dinge, die Ihnen Freude und Erfüllung bringen, setzen Sie sich realistische Ziele und feiern Sie Ihre Erfolge, egal wie klein sie sind. Denken Sie daran, dass das Leben mit EPI eine Reise ist und es auf dem Weg Höhen und Tiefen geben wird. Bleiben Sie optimistisch und belastbar und denken Sie daran, dass Sie mit dieser Herausforderung nicht allein sind.

Das Leben mit einer exokrinen Pankreasinsuffizienz (EPI) kann eine Herausforderung sein, aber Sie müssen diese nicht alleine meistern. Der Aufbau eines Unterstützungsnetzwerks aus Freunden, Familienmitgliedern, medizinischem Fachpersonal und Gleichgesinnten, die Ihre Reise verstehen, kann Ihnen auf Ihrem Weg unschätzbare Unterstützung, Ermutigung und praktische Hilfe bieten.

Unterstützende Personen identifizieren:

Beginnen Sie damit, Personen in Ihrem Leben zu identifizieren, die Sie unterstützen, verstehen und bereit sind, bei Bedarf Hilfe anzubieten. Dazu können Familienmitglieder, enge Freunde, Kollegen, Nachbarn und Mitglieder Ihrer Gemeinschaft gehören, die Ihnen emotionale Unterstützung, Kameradschaft und praktische Hilfe bei alltäglichen Aufgaben bieten können.

Ich suche Unterstützung von medizinischem Fachpersonal:

Ihr Gesundheitsteam, bestehend aus Ihrem Hausarzt, Gastroenterologen, Ernährungsberater und Psychologen, spielt eine entscheidende Rolle bei der Unterstützung bei der Behandlung von EPI. Zögern Sie nicht, sich an Ihren Gesundheitsdienstleister zu wenden, um Anleitung, Rat und Behandlungsoptionen zu erhalten, die auf Ihre Bedürfnisse zugeschnitten sind. Sie können medizinisches Fachwissen anbieten, Ihren Zustand überwachen und Ihren Behandlungsplan nach Bedarf anpassen, um Ihre Gesundheit und Ihr Wohlbefinden zu optimieren.

Mit Gleichgesinnten in Kontakt treten:

Der Kontakt zu anderen, die mit EPI leben, kann eine einzigartige Quelle für Verständnis, Empathie und gemeinsame Erfahrungen sein. Erwägen Sie den Beitritt zu Online-Foren, Selbsthilfegruppen oder lokalen Gemeinschaftsorganisationen für Personen mit EPI oder Verdauungsproblemen. Diese Plattformen bieten die Möglichkeit, Erkenntnisse auszutauschen, Ratschläge auszutauschen und Unterstützung von anderen zu erhalten, die vor ähnlichen Herausforderungen stehen.

Schulung Ihres Support-Netzwerks:

Es ist wichtig, Ihr Unterstützungsnetzwerk über EPI, seine Symptome, Behandlungsmöglichkeiten und Anpassungen des Lebensstils aufzuklären. Helfen Sie ihnen, Ihre Erkrankung, ihre Auswirkungen auf Ihr tägliches Leben und die Möglichkeiten zu verstehen, wie sie Unterstützung und Hilfe anbieten können. Offene und ehrliche Kommunikation fördert Verständnis, Empathie und effektive Zusammenarbeit bei der gemeinsamen Verwaltung von EPI.

Äußern Sie Ihre Bedürfnisse:

Seien Sie proaktiv und äußern Sie Ihre Bedürfnisse, Vorlieben und Bedenken gegenüber Ihrem Support-Netzwerk. Egal, ob Sie emotionale Unterstützung, Hilfe bei alltäglichen Aufgaben oder jemanden benötigen, der Sie zu Arztterminen begleitet, zögern Sie nicht, Ihre Bedürfnisse klar und selbstbewusst zu kommunizieren. Ihr Support-Netzwerk ist da, um Ihnen zu helfen, aber es weiß möglicherweise nicht immer, wie es Sie am besten unterstützen kann, wenn Sie Ihre Bedürfnisse nicht offen kommunizieren.

Wertschätzung zeigen:

Nehmen Sie sich die Zeit, Ihre Wertschätzung für die Unterstützung und Unterstützung zu zeigen, die Sie von Ihrem Netzwerk erhalten. Drücken Sie Ihre Dankbarkeit für ihre Anwesenheit, ihr Verständnis und ihre Hilfsbereitschaft aus, sei es durch einen herzlichen Dankesbrief, eine nachdenkliche Geste oder einfach durch eine mündliche Anerkennung ihrer Unterstützung. Das Zeigen von Wertschätzung stärkt Ihre Beziehungen und stärkt die Bindung Ihres Unterstützungsnetzwerks.

Kommunikation mit Gesundheitsdienstleistern

Eine effektive Kommunikation mit Ihrem Gesundheitsteam ist für die Behandlung der exokrinen Pankreasinsuffizienz (EPI) und die Optimierung Ihrer Gesundheit und Ihres Wohlbefindens von entscheidender Bedeutung. Durch die Einrichtung offener, ehrlicher und kooperativer Kommunikationskanäle mit Ihren Gesundheitsdienstleistern wird sichergestellt, dass Ihre Bedürfnisse verstanden, Ihre Fragen beantwortet werden und Ihr Behandlungsplan auf Ihre individuellen Bedürfnisse zugeschnitten wird.

Vorbereitung auf Arzttermine:

Nehmen Sie sich vor Ihren Arztterminen etwas Zeit, um Fragen, Bedenken und alle relevanten Informationen vorzubereiten, die Sie mit Ihrem Arzt besprechen möchten. Erwägen Sie, ein Tagebuch zu führen, um Ihre Symptome, Ernährungsgewohnheiten, die Einhaltung von Medikamenten und etwaige Veränderungen Ihres Zustands seit Ihrem letzten Termin zu verfolgen. Das Mitbringen einer Liste von Medikamenten,

31

Nahrungsergänzungsmitteln und früheren Testergebnissen kann für Ihren Arzt ebenfalls hilfreich sein, um einen umfassenden Überblick über Ihren Gesundheitszustand zu erhalten.

Aktive Teilnahme an Diskussionen:

Beteiligen Sie sich während Ihrer Arzttermine aktiv an den Gesprächen mit Ihrem Arzt. Seien Sie ehrlich und offen über Ihre Symptome, Bedenken und Vorlieben und zögern Sie nicht, Fragen zu stellen oder um Klärung aller Aspekte Ihrer Erkrankung oder Ihres Behandlungsplans zu bitten, die Sie möglicherweise nicht vollständig verstehen. Ihr Arzt steht Ihnen mit Rat und Tat zur Seite. Scheuen Sie sich also nicht, sich für Ihre Bedürfnisse einzusetzen.

Auf der Suche nach Klärung und Verständnis:

Wenn Sie sich über einen bestimmten Aspekt Ihrer Diagnose, Ihres Behandlungsplans oder der empfohlenen Anpassungen Ihres Lebensstils nicht sicher sind, zögern Sie nicht, sich an Ihren Arzt zu wenden. Bitten Sie um Erklärungen in einfacher Sprache und fordern Sie bei Bedarf zusätzliche Informationen oder Ressourcen an, die Ihnen helfen, Ihren Zustand und die Gründe für Ihre Behandlungsempfehlungen besser zu verstehen. Wenn Sie Ihre Erkrankung verstehen, können Sie eine aktive Rolle bei der effektiven Bewältigung Ihrer Erkrankung übernehmen.

Besprechen von Behandlungsoptionen und -präferenzen:

Besprechen Sie Behandlungsoptionen und -präferenzen proaktiv mit Ihrem Arzt. Teilen Sie Ihre Ziele, Vorlieben und Bedenken hinsichtlich der Behandlung mit und arbeiten Sie gemeinsam an der Entwicklung eines Behandlungsplans, der Ihren individuellen Bedürfnissen und Prioritäten entspricht. Ihr Arzt kann Ihnen Einblicke in verfügbare Behandlungsoptionen, potenzielle Vorteile und Risiken sowie alternative Ansätze zur Behandlung Ihrer Erkrankung geben.

Nachfassen und Feedback geben:

Wenden Sie sich nach Ihren Arztterminen bei Bedarf an Ihren Arzt, um noch offene Fragen oder Bedenken zu klären, aktuelle Informationen zu Ihrem Zustand bereitzustellen und die Wirksamkeit Ihres Behandlungsplans zu besprechen. Geben Sie Feedback zu Ihren Erfahrungen mit der Behandlung, einschließlich aller Nebenwirkungen, Herausforderungen oder Verbesserungen, die Sie bemerkt haben, um Ihrem Arzt dabei zu helfen, Ihren Pflegeplan anzupassen und Ihre Ergebnisse zu optimieren.

Nutzung von Telemedizin und Fernkommunikation:

Im heutigen digitalen Zeitalter bieten Telemedizin und Fernkommunikationstechnologien bequeme Möglichkeiten, mit Ihrem Gesundheitsdienstleister in Kontakt zu treten, insbesondere bei Routineuntersuchungen, Nachsorgeterminen und kleineren Anliegen. Nutzen Sie bei Bedarf telemedizinische Dienste, um den regelmäßigen Kontakt mit Ihrem Gesundheitsteam aufrechtzuerhalten und zeitnahe Unterstützung und Beratung zu erhalten, ohne dass persönliche Besuche erforderlich sind.

KAPITEL 3

Die EPI-Diät spielt eine entscheidende Rolle bei der Behandlung der exokrinen Pankreasinsuffizienz (EPI) und der Optimierung der Verdauungsgesundheit und des allgemeinen Wohlbefindens. In diesem Kapitel werden die Prinzipien der EPI-Diät, Ernährungsstrategien zur Unterstützung der Verdauungsfunktion sowie praktische Tipps zur Essensplanung, Lebensmittelauswahl und Nahrungsergänzung untersucht.

Die EPI-Diät verstehen:

Die EPI-Diät soll Personen mit EPI dabei unterstützen, die Nährstoffaufnahme zu optimieren, Verdauungsbeschwerden zu minimieren und die allgemeine Gesundheit und das Wohlbefinden aufrechtzuerhalten. Der Schwerpunkt liegt auf der Auswahl leicht verdaulicher Lebensmittel, die wenig Fett enthalten und reich an essentiellen Nährstoffen sind. Gleichzeitig werden Lebensmittel vermieden, die die Symptome verschlimmern oder das Verdauungssystem belasten können.

Grundprinzipien der EPI-Diät:

1. **Mäßige Fettaufnahme:** Für Personen mit EPI ist die Begrenzung der Nahrungsfette unerlässlich, da eine beeinträchtigte Fettverdauung ein charakteristisches Merkmal der Erkrankung ist. Wählen Sie magere Proteinquellen, minimieren Sie zugesetzte Fette und Öle und entscheiden Sie sich für Kochmethoden wie Backen, Grillen oder Dämpfen statt Braten.

2. **Hoher Proteingehalt:** Protein ist für die Unterstützung der Muskelkraft, der Immunfunktion und der Gewebereparatur von entscheidender Bedeutung und daher ein wichtiger Bestandteil der EPI-Diät. Nehmen Sie magere Proteinquellen in Ihre Mahlzeiten auf, etwa Geflügel, Fisch, Tofu, Hülsenfrüchte und fettarme Milchprodukte.

3. **Komplexe Kohlenhydrate:** Kohlenhydrate liefern Energie und Ballaststoffe, die für die Gesundheit des Verdauungssystems und das allgemeine Wohlbefinden unerlässlich sind. Wählen Sie komplexe Kohlenhydrate wie Vollkornprodukte, Obst, Gemüse und Hülsenfrüchte, die nachhaltig Energie liefern und das Sättigungsgefühl fördern.

4. **Ballaststoffreiche Lebensmittel:** Ballaststoffe fördern die Regelmäßigkeit, unterstützen die Verdauung und unterstützen die Darmgesundheit. Integrieren Sie ballaststoffreiche Lebensmittel wie Obst, Gemüse, Vollkornprodukte, Nüsse, Samen und Hülsenfrüchte in Ihre Ernährung und achten Sie dabei auf Ihre individuelle Verträglichkeit.

Praktische Tipps zur Essensplanung:

1. **Kleine, häufige Mahlzeiten:** Das Essen kleinerer, häufigerer Mahlzeiten über den Tag verteilt kann dazu beitragen, eine Überlastung des Verdauungssystems zu verhindern und die Symptome von Blähungen, Blähungen und Unwohlsein zu minimieren.

2. **Balanced Plate-Methode:** Achten Sie darauf, in jeder Mahlzeit ein ausgewogenes Verhältnis von Proteinen, Kohlenhydraten und gesunden Fetten einzubauen, um eine ausgewogene Ernährung und eine optimale Verdauung zu unterstützen.

3. **Speisenauswahl:** Wählen Sie Lebensmittel, die leicht verdaulich und gut verträglich sind, wie gekochtes Gemüse, mageres Eiweiß, Vollkornprodukte und fettarme Milchprodukte. Experimentieren Sie mit verschiedenen Lebensmitteln, um Ihre individuellen Auslöser und Vorlieben zu ermitteln.

4. **Flüssigkeitszufuhr:** Bleiben Sie hydriert, indem Sie den ganzen Tag über viel Wasser trinken, da eine ausreichende Flüssigkeitszufuhr für die Unterstützung der Verdauungsfunktion und der allgemeinen Gesundheit unerlässlich ist.

Nahrungsergänzung:

Zusätzlich zu Ernährungsumstellungen kann eine Nahrungsergänzung empfohlen werden, um bestimmte Nährstoffmängel zu beheben oder die Verdauungsfunktion zu unterstützen. Ihr Arzt oder Ernährungsberater kann Ihnen eine Enzymersatztherapie, Vitamin- und Mineralstoffzusätze oder spezielle Ernährungsformeln empfehlen, um Ihren Ernährungszustand und Ihr allgemeines Wohlbefinden zu optimieren.

Bitten Sie einen Ernährungsberater um Rat:

Die Beratung durch einen registrierten Ernährungsberater oder Ernährungsberater, der auf die Gesundheit des Verdauungssystems spezialisiert ist, kann eine individuelle Beratung und Unterstützung bei der Umsetzung der EPI-Diät bieten. Ein Ernährungsberater kann Ihnen dabei helfen, einen maßgeschneiderten Ernährungsplan zu entwickeln, auf Ernährungsbedenken und -präferenzen einzugehen und Ihren Ernährungszustand zu überwachen, um optimale Gesundheit und Wohlbefinden sicherzustellen.

Die EPI-Diät soll Personen mit exokriner Pankreasinsuffizienz (EPI) dabei unterstützen, die Nährstoffaufnahme zu optimieren, Verdauungsbeschwerden zu minimieren und die allgemeine Gesundheit und das Wohlbefinden aufrechtzuerhalten. Der Schwerpunkt liegt auf Ernährungsstrategien, die eine effiziente Verdauung fördern, die Nährstoffaufnahme verbessern und das Risiko von Magen-Darm-Beschwerden verringern.

1. Mäßige Fettaufnahme:

Personen mit EPI haben oft Schwierigkeiten, Fette zu verdauen, da die Produktion von Pankreasenzymen unzureichend ist. Daher beinhaltet die EPI-Diät typischerweise eine moderate Fettaufnahme und konzentriert sich auf Quellen gesunder Fette, die leichter verdaulich sind, wie einfach ungesättigte und mehrfach ungesättigte Fette. Eine Begrenzung der Nahrungsfettzufuhr kann dazu beitragen, Symptome wie Blähungen, Blähungen und Durchfall im Zusammenhang mit einer Fettmalabsorption zu verhindern.

2. Schwerpunkt auf mageren Proteinen:

Protein ist für die Unterstützung der Muskelfunktion, der Immungesundheit und der Gewebereparatur unerlässlich und daher ein entscheidender

Bestandteil der EPI-Diät. Magere Proteinquellen wie Geflügel, Fisch, Tofu, Hülsenfrüchte und fettarme Milchprodukte werden bevorzugt, da sie essentielle Aminosäuren liefern, ohne übermäßig viel Fett hinzuzufügen oder das Verdauungssystem zu belasten.

3. Komplexe Kohlenhydrate:

Kohlenhydrate sind eine primäre Energiequelle für den Körper und spielen eine entscheidende Rolle bei der Unterstützung der Verdauungsgesundheit und des allgemeinen Wohlbefindens. Bei der EPI-Diät liegt der Schwerpunkt auf komplexen Kohlenhydraten wie Vollkornprodukten, Obst, Gemüse und Hülsenfrüchten, die nachhaltig Energie, Ballaststoffe, Vitamine und Mineralien liefern. Diese nährstoffreichen Kohlenhydrate unterstützen die Verdauungsfunktion und fördern das Sättigungsgefühl.

4. Ballaststoffreiche Lebensmittel:

Ballaststoffe sind wichtig für die Förderung der Regelmäßigkeit, die Unterstützung der Darmgesundheit und die Vorbeugung von Verstopfung, die häufige Symptome von EPI sein können. Die Einbeziehung ballaststoffreicher Lebensmittel wie Obst, Gemüse, Vollkornprodukte, Nüsse, Samen und Hülsenfrüchte in die EPI-Diät trägt zur Aufrechterhaltung einer gesunden Darmfunktion und einer optimalen Verdauung bei. Personen mit EPI sollten jedoch auf ihre individuelle Ballaststoffverträglichkeit achten und ihre Aufnahme entsprechend anpassen, um Verdauungsbeschwerden vorzubeugen.

5. Flüssigkeitszufuhr:

Die richtige Flüssigkeitszufuhr ist für die Unterstützung der Verdauungsfunktion, der Nährstoffaufnahme und der allgemeinen

Gesundheit unerlässlich. Das Trinken einer ausreichenden Menge Wasser über den Tag verteilt trägt zur Aufrechterhaltung der Flüssigkeitszufuhr bei, unterstützt die Regelmäßigkeit des Stuhlgangs und unterstützt die Verdauung und Aufnahme von Nährstoffen. Personen mit EPI sollten darauf achten, viel Wasser und feuchtigkeitsspendende Flüssigkeiten zu trinken, um eine optimale Verdauungsgesundheit und ein optimales Wohlbefinden zu unterstützen.

6. Individueller Ansatz:

Die EPI-Diät ist keine Einheitslösung und die individuellen Ernährungsbedürfnisse und -präferenzen können variieren. Es ist wichtig, einen individuellen Ansatz für die EPI-Diät zu wählen und dabei Faktoren wie den persönlichen Geschmack, den kulturellen Hintergrund, Lebensmitteltoleranzen und Ernährungsbedürfnisse zu berücksichtigen. Die Zusammenarbeit mit einem registrierten Ernährungsberater oder Ernährungsberater kann Einzelpersonen dabei helfen, ihre Ernährung an ihre spezifischen Bedürfnisse und Vorlieben anzupassen und gleichzeitig eine optimale Nährstoffaufnahme und eine gesunde Verdauung sicherzustellen.

Essentielle Nährstoffe für das EPI-Management

Die Behandlung der exokrinen Pankreasinsuffizienz (EPI) erfordert eine sorgfältige Beachtung der Nahrungsaufnahme, um eine ausreichende Nährstoffaufnahme sicherzustellen, die Verdauungsfunktion zu unterstützen und die allgemeine Gesundheit und das Wohlbefinden aufrechtzuerhalten. Bestimmte Nährstoffe spielen bei der EPI-Behandlung eine besonders wichtige Rolle. Die Konzentration auf diese essentiellen Nährstoffe kann dazu beitragen, dass Einzelpersonen ihren Ernährungszustand optimieren und die mit der Erkrankung verbundenen Symptome minimieren.

1. Verdauungsenzyme:

Eines der charakteristischen Merkmale von EPI ist die unzureichende Produktion oder Sekretion von Verdauungsenzymen durch die Bauchspeicheldrüse. Daher benötigen Personen mit EPI häufig eine Enzymersatztherapie, um die Verdauung und Aufnahme von Nährstoffen zu unterstützen. Nahrungsergänzungsmittel mit Pankreasenzymen, die Enzyme wie Lipase, Protease und Amylase enthalten, werden zu den Mahlzeiten eingenommen, um den Abbau von Fetten, Proteinen und Kohlenhydraten zu unterstützen und die Nährstoffaufnahme zu erleichtern.

2. Fettlösliche Vitamine:

Eine Malabsorption von Fett ist eine häufige Komplikation der EPI und führt zu einem Mangel an fettlöslichen Vitaminen wie Vitamin A, D, E und K. Diese Vitamine spielen eine wesentliche Rolle bei verschiedenen physiologischen Prozessen, einschließlich Immunfunktion, Knochengesundheit, Sehkraft und Blut Gerinnung. Personen mit EPI benötigen möglicherweise eine Nahrungsergänzung mit fettlöslichen Vitaminen, um Mangelerscheinungen vorzubeugen und eine optimale Gesundheit aufrechtzuerhalten.

3. Wasserlösliche Vitamine:

Neben fettlöslichen Vitaminen besteht bei Personen mit EPI möglicherweise auch das Risiko eines Mangels an wasserlöslichen

Vitaminen wie Vitamin B12 und Folsäure. Diese Vitamine spielen eine entscheidende Rolle beim Energiestoffwechsel, der Nervenfunktion, der Produktion roter Blutkörperchen und der DNA-Synthese. Bei Personen mit EPI kann eine Ergänzung mit wasserlöslichen Vitaminen erforderlich sein, um eine ausreichende Zufuhr sicherzustellen und einem Mangel vorzubeugen.

4. Mineralien:

EPI kann auch zu einem Mangel an essentiellen Mineralien wie Kalzium, Magnesium und Zink führen, die für die Knochengesundheit, Muskelfunktion und Immununterstützung wichtig sind. Personen mit EPI benötigen möglicherweise eine Nahrungsergänzung mit Mineralien, um optimale Werte aufrechtzuerhalten und Mangelerscheinungen vorzubeugen. Kalzium- und Magnesiumpräparate können auch dazu beitragen, die Symptome von Muskelkrämpfen und Knochenschmerzen zu lindern, die mit einer EPI-bedingten Malabsorption einhergehen.

5. Proteinreiche Lebensmittel:

Protein ist für die Unterstützung der Muskelkraft, der Immunfunktion und der Gewebereparatur von entscheidender Bedeutung und daher ein essentieller Nährstoff für Personen mit EPI. Magere Proteinquellen wie Geflügel, Fisch, Tofu, Hülsenfrüchte und fettarme Milchprodukte werden bevorzugt, da sie essentielle Aminosäuren liefern, ohne übermäßig viel Fett hinzuzufügen oder das Verdauungssystem zu belasten.

6. Flüssigkeiten und Elektrolyte:

Dehydrierung und Elektrolytstörungen können als Folge von EPI-bedingtem Durchfall und Flüssigkeitsverlust auftreten. Für Personen mit

EPI ist es wichtig, ausreichend Flüssigkeit zu sich zu nehmen, indem sie viel Wasser und elektrolytreiche Flüssigkeiten wie Sportgetränke oder orale Rehydrierungslösungen trinken, um das Flüssigkeits- und Elektrolytgleichgewicht aufrechtzuerhalten und einer Dehydrierung vorzubeugen.

Passen Sie Ihre Ernährung an Ihre Bedürfnisse an

Bei der EPI-Diät sind zwar allgemeine Grundsätze zu beachten, es ist jedoch wichtig, Ihren Ernährungsansatz an Ihre individuellen Bedürfnisse, Vorlieben und Toleranzen anzupassen. Durch einen personalisierten Ansatz für Ihre Ernährung können Sie die Nährstoffaufnahme optimieren, Symptome lindern und das allgemeine Wohlbefinden verbessern, während Sie mit exokriner Pankreasinsuffizienz (EPI) leben.

1. Identifizieren Sie auslösende Lebensmittel:

Behalten Sie Ihre Nahrungsaufnahme und Ihre Symptome im Auge, um auslösende Lebensmittel zu identifizieren, die Verdauungssymptome oder Beschwerden verschlimmern können. Häufige auslösende Lebensmittel bei Personen mit EPI können fettreiche, scharf gewürzte, fettige Lebensmittel, Milchprodukte und bestimmte Arten ballaststoffreicher Lebensmittel sein. Indem Sie auslösende Lebensmittel identifizieren und meiden, können Sie die Symptome minimieren und den Verdauungskomfort fördern.

2. Experimentieren Sie mit Methoden zur Lebensmittelzubereitung:

Experimentieren Sie mit verschiedenen Zubereitungsmethoden, um herauszufinden, welche für Sie am leichtesten verdaulich und verträglich sind. Garmethoden wie Backen, Grillen, Dämpfen und Pochieren sind oft

42

schonender für das Verdauungssystem als Braten oder Sautieren. Wählen Sie Kochtechniken, die dazu beitragen, die Nährstoffintegrität der Lebensmittel zu bewahren und sie gleichzeitig leichter verdaulich zu machen.

3. Berücksichtigen Sie den Zeitpunkt und die Häufigkeit der Mahlzeiten:

Achten Sie auf den Zeitpunkt und die Häufigkeit Ihrer Mahlzeiten, um eine Überlastung des Verdauungssystems zu vermeiden und Symptome wie Blähungen, Blähungen und Unwohlsein zu minimieren. Das Essen kleinerer, häufigerer Mahlzeiten über den Tag verteilt kann helfen, den Blutzuckerspiegel zu regulieren, die Verdauung zu unterstützen und den mit großen Mahlzeiten verbundenen Symptomen vorzubeugen. Experimentieren Sie mit dem Zeitpunkt und der Häufigkeit der Mahlzeiten, um ein Muster zu finden, das Ihren individuellen Bedürfnissen am besten entspricht.

4. Konzentrieren Sie sich auf nährstoffreiche Lebensmittel:

Priorisieren Sie nährstoffreiche Lebensmittel, die wichtige Vitamine, Mineralien und Antioxidantien enthalten, um die allgemeine Gesundheit und das Wohlbefinden zu unterstützen. Nehmen Sie eine Vielzahl von Früchten, Gemüse, Vollkornprodukten, magerem Eiweiß und gesunden Fetten in Ihre Ernährung auf, um ein vielfältiges Nährstoffangebot zu gewährleisten und eine optimale Ernährung zu fördern. Nährstoffreiche Lebensmittel können dabei helfen, Ihren Nährstoffbedarf zu decken und gleichzeitig die Verdauungsbelastung zu minimieren.

5. Arbeiten Sie mit einem registrierten Ernährungsberater zusammen:

Die Beratung durch einen registrierten Ernährungsberater oder Ernährungsberater, der auf die Gesundheit des Verdauungssystems spezialisiert ist, kann Ihnen individuelle Beratung und Unterstützung bei der Anpassung Ihrer Ernährung an Ihre spezifischen Bedürfnisse bieten. Ein Ernährungsberater kann Ihnen dabei helfen, einen maßgeschneiderten Ernährungsplan zu entwickeln, auf Ernährungsbedenken und -präferenzen einzugehen und Ihren Ernährungszustand zu überwachen, um optimale Gesundheit und Wohlbefinden sicherzustellen. Durch die Zusammenarbeit mit einem Ernährungsberater können Sie fundierte Ernährungsentscheidungen treffen und Ihre Gesundheitsziele erreichen.

6. Hören Sie auf Ihren Körper:

Hören Sie vor allem auf Ihren Körper und respektieren Sie seine Hinweise und Signale in Bezug auf Hunger, Sättigung und Zufriedenheit. Achten Sie darauf, wie sich unterschiedliche Lebensmittel und Essgewohnheiten auf Ihre Verdauung, Ihr Energieniveau und Ihr allgemeines Wohlbefinden auswirken. Indem Sie sich auf die Bedürfnisse und Vorlieben Ihres Körpers einstellen, können Sie Ernährungsentscheidungen treffen, die eine optimale Gesundheit und Lebensqualität während Ihres Lebens mit EPI unterstützen.

KAPITEL 4

Das Leben mit exokriner Pankreasinsuffizienz (EPI) stellt einzigartige Herausforderungen in Bezug auf Ernährung und Diätmanagement dar. In diesem Kapitel werden Strategien zur Steuerung der Ernährung mit EPI untersucht, einschließlich Essensplanung, Ernährungsumstellungen, Nahrungsergänzung und Anpassung des Lebensstils zur Optimierung der Verdauungsgesundheit und des allgemeinen Wohlbefindens.

Die Rolle der Ernährung verstehen:

Die Ernährung spielt eine entscheidende Rolle bei der Bewältigung von EPI und der Unterstützung der allgemeinen Gesundheit und des Wohlbefindens. Eine ausgewogene Ernährung liefert wichtige Nährstoffe, unterstützt die Verdauungsfunktion und hilft, mit EPI verbundene Komplikationen wie Unterernährung, Gewichtsverlust und Magen-Darm-Beschwerden zu verhindern. Durch das Verständnis der Rolle der Ernährung bei der Bewältigung von EPI können Einzelpersonen fundierte Ernährungsentscheidungen treffen, um ihre Gesundheit und Lebensqualität zu unterstützen.

Essensplanung für EPI:

Die Essensplanung ist für Personen mit EPI von entscheidender Bedeutung, um sicherzustellen, dass sie eine angemessene Ernährung erhalten und gleichzeitig Verdauungsbeschwerden minimieren. Durch die Konzentration auf nährstoffreiche Lebensmittel, Portionskontrolle und Essenszeitplanung können Einzelpersonen die Verdauung optimieren, die Nährstoffaufnahme unterstützen und mit EPI verbundene Symptome verhindern. Zu den Strategien zur Essensplanung können kleinere, häufigere Mahlzeiten, eine ausgewogene Tellerzusammensetzung und die Berücksichtigung individueller Ernährungspräferenzen und -toleranzen gehören.

Ernährungsumstellungen bei EPI:

Für Personen mit EPI können Ernährungsumstellungen erforderlich sein, um die Symptome in den Griff zu bekommen und die Verdauungsgesundheit zu unterstützen. Zu den üblichen Ernährungsumstellungen bei EPI können die Begrenzung des Nahrungsfetts, die Vermeidung von auslösenden Nahrungsmitteln, die Aufnahme enzymreicher Nahrungsmittel und die Betonung leicht verdaulicher Nahrungsmittel gehören. Durch gezielte Ernährungsumstellungen können Einzelpersonen während ihres Lebens mit EPI Symptome minimieren und ihre Nahrungsaufnahme optimieren.

Nahrungsergänzung:

Nahrungsergänzung spielt eine entscheidende Rolle bei der Bewältigung von EPI-bedingten Nährstoffdefiziten und der Unterstützung der allgemeinen Gesundheit und des Wohlbefindens. Personen mit EPI benötigen möglicherweise eine Nahrungsergänzung mit Verdauungsenzymen, Vitaminen, Mineralien und anderen Nährstoffen, um spezifische Ernährungsbedürfnisse zu erfüllen und mit EPI verbundene Komplikationen zu verhindern. Die Zusammenarbeit mit einem Gesundheitsdienstleister oder Ernährungsberater kann Einzelpersonen dabei helfen, geeignete Nahrungsergänzungsmittel zu finden und ihren Ernährungszustand zu optimieren.

46

Anpassungen des Lebensstils:

Zusätzlich zu Ernährungsumstellungen und Nahrungsergänzungsmitteln können Anpassungen des Lebensstils die Verdauungsgesundheit und das allgemeine Wohlbefinden von Personen mit EPI weiter unterstützen. Zu den Anpassungen des Lebensstils können Techniken zur Stressbewältigung, regelmäßige körperliche Aktivität, ausreichende Flüssigkeitszufuhr sowie die Vermeidung von Rauchen und übermäßigem Alkoholkonsum gehören. Durch die Einbeziehung gesunder Lebensgewohnheiten in den Alltag können Einzelpersonen die Wirksamkeit ihres EPI-Managementplans steigern und ihre Lebensqualität verbessern.

Ich suche Unterstützung und Anleitung:

Das Navigieren in der Ernährung mit EPI kann eine Herausforderung sein, aber Einzelpersonen müssen dies nicht alleine tun. Die Suche nach Unterstützung und Anleitung von Gesundheitsdienstleistern, Ernährungsberatern, Selbsthilfegruppen und Online-Communities kann wertvolle Ressourcen, Informationen und Ermutigung für die Verwaltung von EPI und die Optimierung der Ernährung liefern. Durch den Aufbau eines unterstützenden Netzwerks aus medizinischen Fachkräften und Kollegen können Einzelpersonen Selbstvertrauen, Wissen und die Möglichkeit gewinnen, ihre Erkrankung effektiv zu bewältigen.

Enzymersatztherapie (ERT) verstehen

Die Enzymersatztherapie (ERT) ist ein Eckpfeiler der Behandlung von Personen mit exokriner Pankreasinsuffizienz (EPI). In diesem Abschnitt werden die Rolle der ERT bei der Behandlung von EPI, ihre Wirkungsweise, Verabreichungsmethoden, Überlegungen zur Dosierung sowie potenzielle Vorteile und Nebenwirkungen untersucht.

Rolle der Enzymersatztherapie:

ERT soll die mangelhaften Pankreasenzyme bei Personen mit EPI ergänzen und so die Verdauung und Aufnahme von Nährstoffen aus der Nahrung unterstützen. Durch die Bereitstellung exogener Enzyme in Form oraler Kapseln oder Tabletten trägt ERT dazu bei, die unzureichende Enzymproduktion der Bauchspeicheldrüse auszugleichen, wodurch die Verdauungsfunktion verbessert und die mit EPI verbundenen Symptome gelindert werden.

Wirkmechanismus:

Pankreasenzyme wie Lipase, Protease und Amylase spielen eine entscheidende Rolle beim Abbau von Fetten, Proteinen und Kohlenhydraten im Verdauungstrakt. Bei Personen mit EPI ist die Bauchspeicheldrüse nicht in der Lage, eine ausreichende Menge dieser Enzyme zu produzieren, was zu einer beeinträchtigten Verdauung und einer Malabsorption von Nährstoffen führt. ERT-Nahrungsergänzungsmittel liefern diese fehlenden Enzyme, erleichtern den Abbau von Nährstoffen und fördern eine optimale Absorption.

Verabreichungsmethoden:

ERT wird typischerweise oral in Form von magensaftresistenten Kapseln oder Tabletten verabreicht, die dem Abbau durch Magensäure widerstehen und die Enzyme im alkalischen Milieu des Dünndarms freisetzen sollen. Die Kapseln oder Tabletten werden zeitgleich mit der Nahrungsaufnahme

48

zu den Mahlzeiten und Snacks eingenommen, sodass sich die Enzyme mit dem Nahrungsbolus vermischen und die Verdauung erleichtern können.

Überlegungen zur Dosierung:

Die Dosierung der ERT wird auf der Grundlage von Faktoren wie dem Schweregrad der EPI, dem Ernährungszustand des Patienten, der Nahrungsaufnahme und dem Ansprechen auf die Behandlung individuell angepasst. Gesundheitsdienstleister können die Dosierung von ERT basierend auf Symptomen, Stuhlkonsistenz, Ernährungsmarkern und bildgebenden Untersuchungen anpassen. Für Personen mit EPI ist es wichtig, die Empfehlungen ihres Arztes hinsichtlich der ERT-Dosierung und -Verabreichung zu befolgen, um eine optimale Wirksamkeit zu gewährleisten.

Vorteile von ERT:

ERT bietet mehrere Vorteile für Personen mit EPI, darunter eine verbesserte Verdauung, eine verbesserte Nährstoffaufnahme, eine Verringerung von Magen-Darm-Symptomen wie Blähungen, Blähungen und Durchfall sowie die Vorbeugung von EPI-bedingten Komplikationen wie Unterernährung und Gewichtsverlust. Durch die Behandlung des zugrunde liegenden Enzymmangels hilft ERT Menschen mit EPI dabei, das Ernährungsgleichgewicht aufrechtzuerhalten und ihre Lebensqualität zu verbessern.

Mögliche Nebenwirkungen:

Während ERT im Allgemeinen gut vertragen wird, können bei einigen Personen Nebenwirkungen wie Bauchschmerzen, Blähungen, Blähungen, Übelkeit und Durchfall auftreten, insbesondere in der Anfangsphase der

Behandlung oder bei höheren Dosen. Diese Nebenwirkungen sind in der Regel mild und vorübergehend und können oft durch eine Anpassung der ERT-Dosis oder die Einnahme der Enzyme zu verschiedenen Mahlzeiten behandelt werden.

Abschluss:

Die Enzymersatztherapie (ERT) ist ein wesentlicher Bestandteil der Behandlung von Personen mit exokriner Pankreasinsuffizienz (EPI) und stellt exogene Pankreasenzyme zur Unterstützung der Verdauung und Nährstoffaufnahme bereit. Durch das Verständnis der Rolle, des Wirkmechanismus, der Verabreichungsmethoden, der Überlegungen zur Dosierung, des Nutzens und der möglichen Nebenwirkungen von ERT können Personen mit EPI ihre Erkrankung effektiv bewältigen und ihre Verdauungsgesundheit und ihr allgemeines Wohlbefinden verbessern.

Optimierung der Enzymnutzung zu Mahlzeiten und Snacks

Die Sicherstellung des optimalen Zeitpunkts und der optimalen Dosierung der Enzymersatztherapie (ERT) ist für Personen mit exokriner Pankreasinsuffizienz (EPI) von entscheidender Bedeutung, um deren Wirksamkeit zu maximieren und eine effiziente Verdauung zu fördern. In diesem Abschnitt werden Strategien zur Optimierung des Enzymeinsatzes bei Mahlzeiten und Snacks untersucht, einschließlich Zeitpunkt, Dosierung und Überlegungen für verschiedene Arten von Lebensmitteln.

50

Zeitpunkt der Enzymverabreichung:

Die rechtzeitige Einnahme von Nahrungsergänzungsmitteln mit Pankreasenzymen ist entscheidend für die Maximierung ihrer Wirksamkeit bei der Unterstützung der Verdauung. Idealerweise sollten Enzyme kurz vor oder zu Beginn der Mahlzeiten und Snacks eingenommen werden, um sicherzustellen, dass sie sich mit dem Nahrungsbolus vermischen und die Verdauung im gesamten Verdauungstrakt erleichtern. Durch die zeitliche Abstimmung der Enzymverabreichung mit der Nahrungsaufnahme können Einzelpersonen die Nährstoffaufnahme verbessern und Verdauungsbeschwerden minimieren.

Überlegungen zur Dosierung:

Die Bestimmung der geeigneten Dosierung von Pankreasenzymen hängt von Faktoren wie der individuellen Pankreasenzymproduktion, dem Fettgehalt der Mahlzeit oder dem Snack und der Schwere der EPI-Symptome ab. Gesundheitsdienstleister empfehlen möglicherweise, die Dosierung der Enzyme basierend auf diesen Faktoren anzupassen, um eine optimale Verdauung und Symptombehandlung sicherzustellen. Für Personen mit EPI ist es wichtig, die Anweisungen ihres Arztes hinsichtlich der Dosierung und Verabreichung von Enzymen zu befolgen, um optimale Ergebnisse zu erzielen.

Passende Enzymdosierung zur Mahlzeitzusammensetzung:

Die Anpassung der Enzymdosis an die Zusammensetzung von Mahlzeiten und Snacks kann dazu beitragen, die Verdauung und Nährstoffaufnahme bei Personen mit EPI zu optimieren. Fettreichere Mahlzeiten erfordern möglicherweise eine höhere Enzymdosis, um eine ausreichende

51

Fettverdauung sicherzustellen, während fettärmere Mahlzeiten möglicherweise eine niedrigere Dosierung erfordern. Durch die Anpassung der Enzymdosis an die Zusammensetzung der Mahlzeit können Einzelpersonen die Verdauung optimieren und Symptome im Zusammenhang mit EPI-bedingter Malabsorption verhindern.

Überlegungen zu verschiedenen Arten von Lebensmitteln:

Bestimmte Arten von Lebensmitteln erfordern möglicherweise besondere Überlegungen hinsichtlich der Verwendung und Verdauung von Enzymen. Beispielsweise erfordern fetthaltige Lebensmittel möglicherweise eine höhere Dosierung von Enzymen, um die Fettverdauung zu erleichtern, während ballaststoffreiche Lebensmittel möglicherweise Enzyme mit zusätzlicher Protease benötigen, um pflanzliche Ballaststoffe abzubauen. Personen mit EPI sollten mit ihrem Arzt oder Ernährungsberater zusammenarbeiten, um die geeignete Enzymdosis und -formulierung für ihre Ernährungsbedürfnisse und -präferenzen zu ermitteln.

Überwachung und Anpassung:

Die regelmäßige Überwachung der Symptome, der Stuhlkonsistenz und der Ernährungsmarker kann Personen mit EPI dabei helfen, die Wirksamkeit der Enzymersatztherapie einzuschätzen und notwendige Anpassungen vorzunehmen, um die Verdauung und das Symptommanagement zu optimieren. Gesundheitsdienstleister können regelmäßige Bewertungen und Anpassungen der Enzymdosis empfehlen, basierend auf der Reaktion des Einzelnen auf die Behandlung und Änderungen in der Nahrungsaufnahme oder den Symptomen.

Abschluss:

Die Optimierung der Enzymverwendung zu Mahlzeiten und Snacks ist für Personen mit exokriner Pankreasinsuffizienz (EPI) von entscheidender Bedeutung, um die Wirksamkeit der Enzymersatztherapie (ERT) zu maximieren und eine effiziente Verdauung zu fördern. Durch die zeitliche Abstimmung der Enzymverabreichung, die Anpassung der Dosierung an die Zusammensetzung der Mahlzeit und die Überwachung der Symptome können Personen mit EPI ihre Verdauungsgesundheit und ihr allgemeines Wohlbefinden optimieren.

Erforschung von Nahrungsergänzungsmitteln

Zusätzlich zur Enzymersatztherapie (ERT) können Personen mit exokriner Pankreasinsuffizienz (EPI) von Nahrungsergänzungsmitteln profitieren, um spezifische Ernährungsbedürfnisse zu erfüllen, die Verdauungsfunktion zu unterstützen und die allgemeine Gesundheit und das Wohlbefinden zu optimieren. In diesem Abschnitt werden gängige Nahrungsergänzungsmittel, die bei der EPI-Behandlung verwendet werden, sowie ihre Rolle, Vorteile und Überlegungen zur Verwendung untersucht.

1. Fettlösliche Vitamine:

Die Malabsorption von Fett ist eine häufige Komplikation der EPI und führt zu einem Mangel an fettlöslichen Vitaminen wie Vitamin A, D, E und K. Eine Nahrungsergänzung mit fettlöslichen Vitaminen kann helfen, Mangelerscheinungen vorzubeugen und verschiedene physiologische Prozesse, einschließlich der Immunfunktion und der Knochen, zu unterstützen Gesundheit, Sehkraft und Blutgerinnung.

53

Gesundheitsdienstleister empfehlen möglicherweise eine Vitaminergänzung auf der Grundlage individueller Ernährungsbedürfnisse und Bluttestergebnissen.

2. Wasserlösliche Vitamine:

Neben fettlöslichen Vitaminen besteht bei Personen mit EPI möglicherweise auch das Risiko eines Mangels an wasserlöslichen Vitaminen wie Vitamin B12 und Folsäure. Eine Ergänzung mit wasserlöslichen Vitaminen kann helfen, Defizite zu beheben und den Energiestoffwechsel, die Nervenfunktion, die Produktion roter Blutkörperchen und die DNA-Synthese zu unterstützen. Gesundheitsdienstleister können Vitaminpräparate basierend auf dem individuellen Ernährungszustand und der Nahrungsaufnahme verschreiben.

3. Mineralien:

Eine EPI-bedingte Malabsorption kann auch zu einem Mangel an essentiellen Mineralien wie Kalzium, Magnesium und Zink führen, die für die Knochengesundheit, Muskelfunktion und Immununterstützung wichtig sind. Die Ergänzung mit Mineralien kann dazu beitragen, einen optimalen Mineralstoffspiegel aufrechtzuerhalten und Mangelerscheinungen bei Personen mit EPI vorzubeugen. Gesundheitsdienstleister empfehlen möglicherweise Mineralstoffzusätze basierend auf den individuellen Ernährungsbedürfnissen und Bluttestergebnissen.

4. Verdauungsenzyme:

Während die Enzymersatztherapie (ERT) die primäre Behandlung von EPI ist, können einige Personen von zusätzlichen Nahrungsergänzungsmitteln mit Verdauungsenzymen profitieren, um die Verdauung zu unterstützen und die Symptome zu lindern. Ergänzende Enzyme, die Lipase, Protease und Amylase enthalten, können dazu beitragen, Nährstoffe aus der Nahrung weiter abzubauen und eine optimale Absorption zu fördern. Gesundheitsdienstleister können Verdauungsenzympräparate basierend auf den individuellen Symptomen und dem Ansprechen auf die Behandlung empfehlen.

5. Probiotika:

Probiotika sind nützliche Bakterien, die die Gesundheit des Verdauungssystems unterstützen, indem sie ein gesundes Gleichgewicht der Darmflora fördern und die Immunfunktion stärken. Bei Personen mit EPI kann es aufgrund von Malabsorption und Verdauungsstörungen zu Veränderungen der Darmmikrobiota kommen. Die Ergänzung mit Probiotika kann dazu beitragen, die Darmgesundheit wiederherzustellen und Symptome wie Blähungen, Blähungen und Durchfall zu lindern. Gesundheitsdienstleister können je nach individuellen Bedürfnissen und Symptomen spezifische probiotische Stämme und Formulierungen empfehlen.

6. Omega-3-Fettsäuren:

Omega-3-Fettsäuren, die in fettem Fisch, Leinsamen und Walnüssen enthalten sind, haben entzündungshemmende Eigenschaften und können dazu beitragen, Entzündungen zu reduzieren und die Verdauungsgesundheit bei Personen mit EPI zu verbessern. Eine Nahrungsergänzung mit Omega-3-Fettsäuren kann die Herz-Kreislauf-Gesundheit unterstützen, Entzündungen im Verdauungstrakt reduzieren und das allgemeine Wohlbefinden fördern. Gesundheitsdienstleister empfehlen möglicherweise Omega-3-Nahrungsergänzungsmittel als Teil eines umfassenden EPI-Managementplans.

<u>Abschluss:</u>

Nahrungsergänzungsmittel spielen eine wertvolle Rolle bei der Unterstützung der Verdauungsgesundheit, der Behebung von Nährstoffdefiziten und der Optimierung des allgemeinen Wohlbefindens von Personen mit exokriner Pankreasinsuffizienz (EPI). Durch die Erforschung der Verwendung von Nahrungsergänzungsmitteln unter Anleitung von Gesundheitsdienstleistern können Personen mit EPI ihren Ernährungszustand verbessern, Symptome lindern und ihre Lebensqualität verbessern.

Dieses Kapitel dient als praktischer Leitfaden für Personen mit exokriner Pankreasinsuffizienz (EPI), um ihre Ernährungsbedürfnisse mit köstlichen und nahrhaften Rezepten und Speiseplänen zu steuern. Vom Frühstück bis zum Abendessen, von Snacks bis hin zu Desserts ist jedes Rezept sorgfältig zusammengestellt, um das Verdauungssystem zu schonen und gleichzeitig wichtige Nährstoffe und Aromen zu liefern, die das allgemeine Wohlbefinden unterstützen

Einführung in das EPI-Kochbuch:

Das EPI-Kochbuch ist mehr als nur eine Rezeptsammlung; Dabei handelt es sich um eine Ressource, die Menschen mit EPI in die Lage versetzen soll, köstliche und sättigende Mahlzeiten zu genießen und gleichzeitig ihre Erkrankung effektiv zu behandeln. Egal, ob Sie neu diagnostiziert wurden oder ein erfahrener EPI-Kämpfer sind, diese Rezepte und Speisepläne sind auf Ihre Ernährungsbedürfnisse und Vorlieben zugeschnitten.

Navigieren in der EPI-Diät:

Bevor Sie sich mit den Rezepten und Speiseplänen befassen, ist es wichtig, die Prinzipien der EPI-Diät zu verstehen und zu wissen, wie Sie sie an Ihre individuellen Bedürfnisse anpassen können. Von der Auswahl enzymfreundlicher Zutaten bis hin zum Ausgleich von Makronährstoffen bietet dieser Abschnitt Anleitungen für die sichere und kreative Bewältigung der EPI-Diät.

Grundlegende Rezepte für das EPI-Management:

Entdecken Sie eine Vielzahl wichtiger Rezepte, die speziell für Personen mit EPI entwickelt wurden, darunter:

1. **Enzymfreundliche Frühstücke:** Beginnen Sie Ihren Tag mit köstlichen und nahrhaften Frühstücksoptionen, die die Verdauung schonen, wie Haferflocken, Smoothies und Rührei mit Toast.

2. **Darmheilende Suppen und Eintöpfe:** Wärmen Sie sich mit wohltuenden Suppen und Eintöpfen voller Geschmack und Nährstoffen wie Hühnernudelsuppe, Gemüsebrühe und Linseneintopf auf.

3. **Enzymfreundliche Starter:** Genießen Sie sättigende Vorspeisen, die das Verdauungssystem schonen, wie gebackenes Hühnchen, gegrillten Fisch, Tofu-Pfanne und Quinoa-Salat.

4. **Enzymfreundliche Seiten:** Ergänzen Sie Ihre Mahlzeiten mit aromatischen Beilagen, die die Verdauung unterstützen und wichtige Nährstoffe liefern, wie zum Beispiel geröstetes Gemüse, gedünsteter Reis und Kartoffelpüree.

5. **Gesunde Snacks und Leckereien:** Gönnen Sie sich nährstoffreiche Snacks und Leckereien, die den Heißhunger stillen, ohne die Gesundheit des Verdauungssystems zu beeinträchtigen, wie zum Beispiel Fruchtsmoothies, Joghurtparfaits und hausgemachte Energiebällchen.

Speisepläne für EPI Wellness:

Zusätzlich zu einzelnen Rezepten enthält dieses Kapitel Beispiel-Essenspläne, die Ihnen bei der Planung Ihrer Mahlzeiten und Snacks für die kommende Woche helfen sollen. Jeder Speiseplan wird sorgfältig zusammengestellt, um eine ausgewogene Ernährung, Abwechslung und Flexibilität zu bieten und gleichzeitig den Ernährungsbedürfnissen von Personen mit EPI gerecht zu werden.

Kochtipps und -techniken:

Verbessern Sie Ihre Kochkünste mit Kochtipps und -techniken, die speziell auf Personen mit EPI zugeschnitten sind. Erfahren Sie, wie Sie Rezepte modifizieren, um sie enzymfreundlicher zu machen, Kochmethoden wählen, die die Verdauung unterstützen, und mit Geschmackskombinationen experimentieren, um köstliche und nahrhafte Mahlzeiten zuzubereiten.

Abschluss:

Das EPI-Kochbuch ist Ihre Anlaufstelle für köstliche und nahrhafte Rezepte und Speisepläne zur Unterstützung der Verdauungsgesundheit und des allgemeinen Wohlbefindens. Indem Sie enzymfreundliche Zutaten, ausgewogene Ernährung und kreative Kochtechniken in Ihre Mahlzeiten integrieren, können Sie eine abwechslungsreiche und sättigende Ernährung genießen und gleichzeitig Ihren EPI effektiv kontrollieren.

Wenn Sie Ihren Tag mit einem nahrhaften und enzymfreundlichen Frühstück beginnen, legen Sie den Grundstein für eine optimale Verdauung und ein allgemeines Wohlbefinden. Dieser Abschnitt bietet eine Vielzahl von Frühstücksrezepten, die das Verdauungssystem schonen und gleichzeitig wichtige Nährstoffe und Energie für den Start in den Morgen liefern.

1. Haferflocken mit Beeren und Mandeln:

- **<u>Zutaten</u>:**

    - Haferflocken

    - Mandelmilch

    - Frische Beeren (z. B. Erdbeeren, Blaubeeren, Himbeeren)

    - Gehobelte Mandeln

    - Honig oder Ahornsirup (optional)

- **<u>Anweisungen:</u>**

    - Haferflocken nach Packungsanleitung mit Mandelmilch kochen, um die Cremigkeit zu erhöhen.

    - Für zusätzlichen Geschmack und Textur mit frischen Beeren und gehobelten Mandeln belegen.

    - Für die Süße nach Belieben mit Honig oder Ahornsirup beträufeln.

2. Joghurtparfait mit Müsli und Obst:

- **<u>Zutaten</u>**:

    - Griechischer Joghurt (oder milchfreie Alternative)

    - Müsli (achten Sie auf fett- und zuckerarme Optionen)

    - Frisches Obst (z. B. Bananen, Kiwi, Ananas)

    - Honig oder Agavensirup (optional)

- **<u>Anweisungen</u>**:

    - Griechischen Joghurt, Müsli und frisches Obst in ein Parfaitglas oder eine Schüssel geben.

    - Wiederholen Sie die Schichten, bis das Glas gefüllt ist.

    - Für noch mehr Süße nach Belieben mit Honig oder Agavensirup beträufeln.

3. Rührei mit Spinat und Feta:

- **<u>Zutaten</u>:**

    - Eier

    - Frische Spinatblätter

    - Zerbröckelter Feta-Käse

    - Olivenöl oder Butter

- **<u>Anweisungen:</u>**

  - In einer Pfanne Olivenöl oder Butter bei mittlerer Hitze erhitzen.

  - Fügen Sie frische Spinatblätter hinzu und kochen Sie sie, bis sie zusammengefallen sind.

  - Eier in einer Schüssel verquirlen und in die Pfanne über den Spinat gießen.

  - Unter gelegentlichem Rühren kochen, bis die Eier durchgerührt und gar sind.

  - Vor dem Servieren mit zerbröckeltem Feta-Käse bestreuen.

4. Smoothie mit Banane und Erdnussbutter:

- **<u>Zutaten:</u>**

  - Reife Bananen

  - Erdnussbutter (oder Mandelbutter für eine nussfreie Variante)

  - Mandelmilch (oder milchfreie Alternative)

  - Spinatblätter (optional für zusätzliches Grün)

- **<u>Anweisungen:</u>**

  - Reife Bananen, Erdnussbutter, Mandelmilch und Spinatblätter (falls verwendet) mixen, bis eine glatte und cremige Masse entsteht.

- In ein Glas füllen und als erfrischenden und
  nährstoffreichen Frühstücks-Smoothie genießen.

5. Toast mit Avocado und Tomate:

- **Zutaten:**

  - Vollkornbrot (oder glutenfreies Brot für eine glutenfreie
    Variante)

  - Reife Avocado

  - Geschnittene Tomate

  - Meersalz und schwarzer Pfeffer

- **Anweisungen:**

  - Vollkornbrot goldbraun rösten.

  - Reife Avocado auf das geröstete Brot zerdrücken und
    gleichmäßig verteilen.

  - Mit Tomatenscheiben belegen und mit Meersalz und
    schwarzem Pfeffer abschmecken.

Abschluss:

Diese enzymfreundlichen Frühstücksrezepte sollen Menschen mit
exokriner Pankreasinsuffizienz (EPI) Nährstoffe, Energie und eine
erleichterte Verdauung bieten. Indem Sie nährstoffreiche Zutaten und
Geschmackskombinationen in Ihre Morgenroutine integrieren, können Sie

63

gut in den Tag starten und eine optimale Verdauungsgesundheit unterstützen.

Die Mittagsmahlzeiten sollten Ihnen nachhaltig Energie und Nährstoffe liefern, um Sie für den Rest des Tages zu unterstützen. Dieser Abschnitt bietet eine Vielzahl von Mittagsrezepten, die sowohl sättigend als auch schonend für das Verdauungssystem sind und dafür sorgen, dass Sie bis zum Abendessen mit Energie versorgt und konzentriert bleiben.

1. Quinoa-Salat mit geröstetem Gemüse:

- **Zutaten:**

  - Quinoa

  - Verschiedenes Gemüse (z. B. Paprika, Zucchini, Kirschtomaten)

  - Olivenöl

  - Balsamico Essig

  - Frische Kräuter (z. B. Petersilie, Basilikum)

- **Anweisungen:**

  - Quinoa nach Packungsanleitung kochen und zum Abkühlen beiseite stellen.

  - Verschiedenes Gemüse in mundgerechte Stücke schneiden und mit Olivenöl vermengen.

64

- Das Gemüse im Ofen rösten, bis es weich und leicht karamellisiert ist.

- In einer großen Schüssel gekochtes Quinoa, geröstetes Gemüse, Balsamico-Essig und frische Kräuter vermischen.

- Vorsichtig umrühren und als nahrhaften und sättigenden Salat servieren.

2. Gegrilltes Hähnchen-Wrap mit Hummus und Gemüse:

- <u>**Zutaten:**</u>

  - Gegrillte Hähnchenbrust, in Scheiben geschnitten

  - Vollkorn-Wrap (oder glutenfreier Wrap für eine glutenfreie Option)

  - Hummus

  - Gemischtes Gemüse (z. B. Spinat, Rucola)

  - Geschnittene Gurke und Tomate

- <u>**Anweisungen:**</u>

  - Legen Sie einen Vollkornwickel flach hin und verteilen Sie eine großzügige Schicht Hummus darauf.

  - In Scheiben geschnittene gegrillte Hähnchenbrust, gemischtes Gemüse, Gurkenscheiben und Tomaten auf den Hummus legen.

65

- Rollen Sie den Wrap fest auf, schneiden Sie ihn in zwei
  Hälften und genießen Sie ihn als sättigendes und
  proteinreiches Mittagessen.

3. Linsensuppe mit Spinat und Karotten:

- <u>**Zutaten:**</u>

  - Getrocknete Linsen

  - Zwiebel, gewürfelt

  - Karotten, gewürfelt

  - Frische Spinatblätter

  - Gemüsebrühe

  - Knoblauch, gehackt

- <u>**Anweisungen:**</u>

  - In einem großen Topf gewürfelte Zwiebeln und gehackten
    Knoblauch anbraten, bis ein angenehmer Duft entsteht.

  - Gewürfelte Karotten und getrocknete Linsen zusammen
    mit der Gemüsebrühe in den Topf geben.

  - Köcheln lassen, bis die Linsen weich sind und die Suppe
    eingedickt ist.

  - Kurz vor dem Servieren frische Spinatblätter unterrühren
    und mit Salz und Pfeffer abschmecken.

4. Tofu-Pfanne mit braunem Reis:

- **<u>Zutaten:</u>**

  - Extrafester Tofu, gewürfelt

  - Verschiedene Gemüsesorten (z. B. Paprika, Brokkoli, Zuckererbsen)

  - Sojasauce (oder Tamari für eine glutenfreie Option)

  - Sesamöl

  - Gekochter brauner Reis

- **<u>Anweisungen:</u>**

  - Sesamöl in einer großen Pfanne oder einem Wok bei mittlerer bis hoher Hitze erhitzen.

  - Gewürfelten Tofu in die Pfanne geben und von allen Seiten goldbraun braten.

  - Verschiedene Gemüsesorten in die Pfanne geben und unter Rühren anbraten, bis sie zart-knusprig sind.

  - Mit Sojasauce oder Tamari beträufeln und vermengen.

  - Servieren Sie gebratenen Tofu über gekochtem braunem Reis für ein sättigendes und nahrhaftes Mittagessen.

5. Quinoa- und schwarzer Bohnensalat mit Avocado-Dressing:

- **<u>Zutaten:</u>**

  - Gekochte Quinoa

- Schwarze Bohnen, abgetropft und abgespült

- Reife Avocado

- Limettensaft

- Koriander

- **Anweisungen:**

  - In einer großen Schüssel gekochtes Quinoa und schwarze Bohnen vermischen.

  - Reife Avocados mit Limettensaft und gehacktem Koriander zu einem cremigen Dressing zerdrücken.

  - Quinoa- und schwarzen Bohnensalat mit Avocado-Dressing vermengen, bis alles gut bedeckt ist.

  - Als geschmackvolle und proteinreiche Salatoption gekühlt oder bei Zimmertemperatur servieren.

Abschluss:

Diese Mittagsrezepte sollen Menschen mit exokriner Pankreasinsuffizienz (EPI) nachhaltige Energie, Nahrung und Zufriedenheit bieten. Indem Sie nährstoffreiche Zutaten und Geschmackskombinationen in Ihre Mittagsmahlzeiten integrieren, können Sie Ihren Tag mit Energie versorgen und eine optimale Verdauungsgesundheit unterstützen.

Das Abendessen sollte sättigend und beruhigend sein und gleichzeitig das Verdauungssystem schonen. Dieser Abschnitt bietet eine Vielzahl von Abendessenrezepten, die geschmackvoll, nahrhaft und leicht verdaulich sind und Menschen mit exokriner Pankreasinsuffizienz (EPI) ein köstliches kulinarisches Erlebnis bieten.

1. Gebackener Lachs mit Zitrone und Kräutern:

- **Zutaten:**

  - Lachsfilets

  - Frische Zitronenscheiben

  - Frische Kräuter (z. B. Dill, Petersilie)

  - Olivenöl

- **Anweisungen:**

  - Den Ofen auf 190 °C (375 °F) vorheizen und ein Backblech mit Backpapier auslegen.

  - Lachsfilets auf das vorbereitete Backblech legen und mit Olivenöl beträufeln.

  - Mit frischen Zitronenscheiben und gehackten Kräutern würzen.

  - Im vorgeheizten Ofen 15–20 Minuten backen oder bis der Lachs gar ist und sich mit einer Gabel leicht zerteilen lässt.

2. Gemüsepfanne mit Tofu:

- **Zutaten:**

    - Extrafester Tofu, gewürfelt

    - Verschiedene Gemüsesorten (z. B. Paprika, Brokkoli, Karotten)

    - Sojasauce (oder Tamari für eine glutenfreie Option)

    - Sesamöl

- **Anweisungen:**

    - Sesamöl in einer großen Pfanne oder einem Wok bei mittlerer bis hoher Hitze erhitzen.

    - Gewürfelten Tofu in die Pfanne geben und von allen Seiten goldbraun braten.

    - Verschiedene Gemüsesorten in die Pfanne geben und unter Rühren anbraten, bis sie zart-knusprig sind.

    - Mit Sojasauce oder Tamari beträufeln und vermengen.

    - Servieren Sie Gemüsepfanne über gekochtem braunem Reis oder Quinoa für ein sättigendes und nahrhaftes Abendessen.

3. Putenfleischbällchen mit Marinara-Sauce:

- **<u>Zutaten:</u>**

  - Putenhackfleisch

  - Semmelbrösel (oder glutenfreie Semmelbrösel für eine glutenfreie Variante)

  - Ei

  - Italienisches Gewürz

  - Marinara-Sauce (achten Sie auf fett- und zuckerarme Optionen)

- **<u>Anweisungen:</u>**

  - In einer Rührschüssel Putenhackfleisch, Semmelbrösel, Ei und italienische Gewürze vermischen.

  - Aus der Mischung Fleischbällchen formen und auf ein mit Backpapier ausgelegtes Backblech legen.

  - Im vorgeheizten Ofen bei 190 °C 20–25 Minuten backen, oder bis die Fleischbällchen gar sind.

  - Servieren Sie Putenfleischbällchen mit Marinara-Sauce zu gekochten Vollkornnudeln oder Zucchininudeln.

4. Gemüsecurry mit Kichererbsen:

- **<u>Zutaten:</u>**

  - Kichererbsen, abgetropft und abgespült

- Verschiedene Gemüsesorten (z. B. Blumenkohl, Paprika, Erbsen)

- Curry Pulver

- Kokosmilch

- **Anweisungen:**

  - In einem großen Topf Kichererbsen, verschiedene Gemüsesorten, Currypulver und Kokosmilch vermischen.

  - Bei mittlerer Hitze köcheln lassen, bis das Gemüse zart ist und das Curry duftet.

  - Servieren Sie Gemüsecurry zu gekochtem braunem Reis oder Quinoa für ein geschmackvolles und sättigendes Abendessen.

5. Gegrillter Hühnersalat mit Avocado-Dressing:

- **Zutaten:**

  - Gegrillte Hähnchenbrust, in Scheiben geschnitten

  - Gemischter Salat (z. B. Spinat, Rucola, Römersalat)

  - Kirschtomaten, halbiert

  - In Scheiben geschnittene Gurke

  - Avocado

- **Anweisungen:**

- Den gemischten Salat, die Kirschtomaten und die Gurkenscheiben auf einem Servierteller anrichten.

- Mit gegrillten Hähnchenbrustscheiben und Avocadoscheiben belegen.

- Mit Avocado-Dressing oder Ihrer Lieblingsvinaigrette beträufeln.

Abschluss:

Diese Abendessenrezepte sollen schmackhafte, nahrhafte und leicht verdauliche Optionen für Personen mit exokriner Pankreasinsuffizienz (EPI) bieten. Durch die Verwendung gesunder Zutaten und einfacher Kochtechniken können Sie köstliche und sättigende Mahlzeiten genießen und gleichzeitig eine optimale Verdauungsgesundheit unterstützen.

Naschen kann eine wunderbare Möglichkeit sein, Heißhungerattacken zu stillen und den Energiepegel den ganzen Tag über aufrechtzuerhalten. Dieser Abschnitt bietet eine Vielzahl von Rezepten für Snacks und Leckereien, die sowohl köstlich als auch schonend für das Verdauungssystem sind und dafür sorgen, dass Sie sich ohne Beschwerden verwöhnen lassen können.

1. Frucht- und Nuss-Energiebällchen:

- **Zutaten:**

    - Medjool-Datteln, entkernt

    - Mandeln

    - Haferflocken

    - Ungesüßte Kokosraspeln

    - Kakaopulver

- **Anweisungen:**

    - In einer Küchenmaschine entkernte Datteln, Mandeln, Haferflocken, Kokosraspeln und Kakaopulver vermischen.

    - Pulsieren, bis sich die Mischung vermischt und ein klebriger Teig entsteht.

    - Aus der Masse kleine Kugeln formen und auf ein mit Backpapier ausgelegtes Backblech legen.

- Vor dem Servieren mindestens 30 Minuten im Kühlschrank lagern, damit es fest wird.

2. Griechisches Joghurtparfait mit Beeren:

- **<u>Zutaten:</u>**

  - Griechischer Joghurt (oder milchfreie Alternative)

  - Frische Beeren (z. B. Erdbeeren, Blaubeeren, Himbeeren)

  - Granola

- **<u>Anweisungen:</u>**

  - Griechischen Joghurt, frische Beeren und Müsli in ein Parfaitglas oder eine Schüssel geben.

  - Wiederholen Sie die Schichten, bis das Glas gefüllt ist.

  - Gekühlt als sättigende und proteinreiche Snack- oder Dessertoption servieren.

3. Hummus und Veggie Crudité:

- **<u>Zutaten:</u>**

  - Hummus

  - Verschiedene rohe Gemüsesorten (z. B. Karotten, Gurken, Paprika)

- **<u>Anweisungen:</u>**

  - Rohes Gemüse in mundgerechte Stücke schneiden und auf einer Servierplatte anrichten.

- Mit Hummus zum Dippen servieren, um einen knusprigen und sättigenden Snack zu erhalten.

4. Erdnussbutter-Bananen-Smoothie:

- **<u>Zutaten:</u>**

  - Reife Bananen

  - Erdnussbutter (oder Mandelbutter für eine nussfreie Variante)

  - Mandelmilch (oder milchfreie Alternative)

  - Eiswürfel

- **<u>Anweisungen:</u>**

  - Reife Bananen, Erdnussbutter, Mandelmilch und Eiswürfel glatt und cremig mixen.

  - In ein Glas füllen und als erfrischende und sättigende Snack- oder Dessertoption genießen.

5. Reiskuchen mit Avocado und Tomate:

- **<u>Zutaten:</u>**

  - Reiskuchen (oder glutenfreie Reiskuchen für eine glutenfreie Option)

  - Reife Avocado

  - Geschnittene Tomate

  - Meersalz und schwarzer Pfeffer

- **<u>Anweisungen</u>**:

  - Reife Avocado auf Reiskuchen verteilen und mit Tomatenscheiben belegen.

  - Mit Meersalz und schwarzem Pfeffer abschmecken, um einen knusprigen und herzhaften Snack zu erhalten.

Abschluss:

Diese Rezepte für Snacks und Leckereien bieten eine Vielzahl von Optionen, um den Heißhunger zu stillen und das Energieniveau den ganzen Tag über für Personen mit exokriner Pankreasinsuffizienz (EPI) aufrechtzuerhalten. Durch die Einbeziehung nährstoffreicher Zutaten und gesunder Aromen in Ihre Snacks und Leckereien können Sie diese ohne Beschwerden genießen und eine optimale Verdauungsgesundheit unterstützen.

Beispielspeisepläne für unterschiedliche Ernährungspräferenzen

Die Essensplanung kann den Prozess einer gesunden Ernährung und der Behandlung einer exokrinen Pankreasinsuffizienz (EPI) vereinfachen. Dieser Abschnitt bietet eine Vielzahl von Beispiel-Mahlzeitplänen, die auf unterschiedliche Ernährungspräferenzen zugeschnitten sind und dafür sorgen, dass für jeden etwas dabei ist und gleichzeitig eine optimale Verdauungsgesundheit unterstützt wird.

1. Ausgewogener Speiseplan:

- Frühstück: Haferflocken mit Beeren und Mandeln

- Mittagessen: Gegrilltes Hähnchen-Wrap mit Hummus und Gemüse

- Abendessen: Gebackener Lachs mit Zitrone und Kräutern

- Snack: Griechisches Joghurtparfait mit Beeren

2. Pflanzlicher Ernährungsplan:

- Frühstück: Smoothie mit Banane und Erdnussbutter

- Mittagessen: Gemüsepfanne mit Tofu

- Abendessen: Gemüsecurry mit Kichererbsen

- Snack: Hummus und Veggie Crudité

3. Glutenfreier Speiseplan:

- Frühstück: Rührei mit Spinat und Feta

- Mittagessen: Putenfleischbällchen mit Marinara-Sauce

- Abendessen: Gegrillter Hühnersalat mit Avocado-Dressing

- Snack: Reiskuchen mit Avocado und Tomate

4. Proteinreicher Speiseplan:

- Frühstück: Griechisches Joghurtparfait mit Müsli und Obst

- Mittagessen: Linsensuppe mit Spinat und Karotten

- Abendessen: Putenfleischbällchen mit Marinara-Sauce

- Snack: Frucht- und Nuss-Energiebällchen

5. Low-Carb-Speiseplan:

- Frühstück: Rührei mit Spinat und Feta

- Mittagessen: Gegrillter Hühnersalat mit Avocado-Dressing

- Abendessen: Gebackener Lachs mit Zitrone und Kräutern

- Snack: Griechisches Joghurtparfait mit Beeren

Abschluss:

Diese Beispiel-Speisepläne bieten eine Vielzahl von Optionen, um unterschiedlichen Ernährungspräferenzen gerecht zu werden und gleichzeitig eine optimale Verdauungsgesundheit für Personen mit exokriner Pankreasinsuffizienz (EPI) zu unterstützen. Egal, ob Sie ausgewogene, pflanzliche, glutenfreie, proteinreiche oder kohlenhydratarme Mahlzeiten bevorzugen, es gibt köstliche und sättigende Optionen, die Sie bei der Bewältigung von EPI genießen können.

KAPITEL 6

Ein gutes Leben mit exokriner Pankreasinsuffizienz (EPI) erfordert mehr als nur eine Ernährungsumstellung. In diesem Kapitel werden verschiedene Lebensstilstrategien und praktische Tipps zur Verbesserung des allgemeinen Wohlbefindens und zur effektiven Bewältigung von EPI im Alltag untersucht.

1. Stressmanagement:

- Entdecken Sie stressreduzierende Techniken wie Meditation, Atemübungen, Yoga oder Tai Chi, um den Stresspegel zu bewältigen, da Stress die mit EPI verbundenen Verdauungssymptome verschlimmern kann.

2. Körperliche Aktivität:

- Integrieren Sie regelmäßige körperliche Aktivitäten wie Gehen, Joggen, Radfahren oder Schwimmen in Ihren Tagesablauf, um die Gesundheit des Verdauungssystems und das allgemeine Wohlbefinden zu unterstützen. Streben Sie an den meisten Tagen der Woche mindestens 30 Minuten mäßig intensives Training an.

3. Flüssigkeitszufuhr:

- Bleiben Sie hydriert, indem Sie den ganzen Tag über ausreichend Wasser trinken. Trinken Sie täglich mindestens 8–10 Gläser Wasser, um die Verdauung zu unterstützen und einer Dehydrierung

vorzubeugen, die die Magen-Darm-Beschwerden verschlimmern
kann.

4. Raucherentwöhnung:

- Wenn Sie rauchen, denken Sie darüber nach, mit dem Rauchen
  aufzuhören, da Rauchen die EPI-Symptome verschlimmern und
  das Risiko von Pankreaskomplikationen erhöhen kann. Suchen Sie
  Unterstützung von medizinischem Fachpersonal oder Programmen
  zur Raucherentwöhnung, um Ihnen dabei zu helfen, erfolgreich mit
  dem Rauchen aufzuhören.

5. Mäßigung von Alkohol:

- Begrenzen Sie den Alkoholkonsum, da übermäßiger
  Alkoholkonsum die Funktion der Bauchspeicheldrüse
  beeinträchtigen und die Symptome einer EPI verschlimmern kann.
  Wenn Sie Alkohol trinken möchten, tun Sie dies in Maßen und
  vermeiden Sie Rauschtrinken.

6. Medikamentenmanagement:

- Nehmen Sie die von Ihrem Arzt verschriebenen Medikamente ein,
  einschließlich der Pankreasenzymersatztherapie (ERT) und aller
  anderen Medikamente, die zur Behandlung von EPI oder
  verwandten Erkrankungen verschrieben werden.

7. Regelmäßige Überwachung:

- Bleiben Sie proaktiv bei der Überwachung Ihrer Symptome und
  vereinbaren Sie regelmäßige Nachsorgetermine mit Ihrem Arzt, um

Ihren Zustand zu beurteilen, die Behandlung nach Bedarf anzupassen und etwaige Bedenken oder Fragen zu klären.

Indem Sie diese Lebensstilstrategien und praktischen Tipps in Ihren Alltag integrieren, können Sie die exokrine Pankreasinsuffizienz (EPI) effektiv behandeln und Ihre allgemeine Lebensqualität verbessern. Denken Sie daran, dass die Behandlung von EPI ein ganzheitliches Unterfangen ist, das nicht nur Ernährungsumstellungen, sondern auch Änderungen des Lebensstils und proaktive Selbstpflegepraktiken umfasst.

Umgang mit Verdauungssymptomen

Verdauungsbeschwerden im Zusammenhang mit einer exokrinen Pankreasinsuffizienz (EPI) können unterschiedlich schwerwiegend sein und sich auf das tägliche Leben auswirken. In diesem Abschnitt finden Sie praktische Tipps und Strategien zur effektiven Behandlung häufiger Verdauungssymptome.

1. Bauchschmerzen und Beschwerden:

- Wenden Sie eine Wärmetherapie, beispielsweise ein Heizkissen oder eine warme Kompresse, auf den Bauch an, um Beschwerden zu lindern und verspannte Muskeln zu entspannen.

- Üben Sie sanfte Bauchmassagetechniken aus, um die Verdauung zu fördern und Blähungen oder Krämpfe im Bauch zu lindern.

2. Blähungen und Blähungen:

- Identifizieren und vermeiden Sie auslösende Lebensmittel, die dazu neigen, Blähungen und Blähungen zu verstärken, wie z. B. fettreiche oder frittierte Lebensmittel, kohlensäurehaltige Getränke und bestimmte Gemüsesorten.

- Experimentieren Sie mit rezeptfreien, Blähungen lindernden Medikamenten wie Simethicone, um die Symptome von Blähungen und Blähungen zu lindern.

3. Durchfall:

- Erhöhen Sie die Ballaststoffaufnahme schrittweise, um den Stuhlgang zu regulieren und Durchfall vorzubeugen. Entscheiden Sie sich für lösliche Ballaststoffquellen wie Hafer, Gerste und Flohsamenschalen, die das Verdauungssystem schonen.

- Bleiben Sie hydriert, indem Sie über den Tag verteilt viel Wasser trinken, um den Flüssigkeitsverlust durch Durchfall zu ersetzen und einer Dehydrierung vorzubeugen.

4. Verstopfung:

- Erhöhen Sie die Flüssigkeitsaufnahme und konsumieren Sie ballaststoffreiche Lebensmittel wie Obst, Gemüse, Vollkornprodukte und Hülsenfrüchte, um einen regelmäßigen Stuhlgang zu fördern und Verstopfung vorzubeugen.

- Treiben Sie regelmäßig Sport, um die Darmmotilität anzuregen und die Regelmäßigkeit zu fördern.

5. Übelkeit und Erbrechen:

- Essen Sie über den Tag verteilt kleine, häufige Mahlzeiten statt
  großer, schwerer Mahlzeiten, um Übelkeit zu lindern und
  Erbrechen vorzubeugen.

- Bleiben Sie ausreichend hydriert, indem Sie klare Flüssigkeiten
  wie Wasser, Ingwertee oder elektrolytauffüllende Getränke trinken,
  um einer mit Erbrechen einhergehenden Dehydrierung
  vorzubeugen.

6. Nährstoffmangel:

- Arbeiten Sie mit einem registrierten Ernährungsberater oder
  Gesundheitsdienstleister zusammen, um potenzielle
  Nährstoffmängel im Zusammenhang mit EPI zu identifizieren und
  zu beheben, wie etwa fettlösliche Vitamine (A, D, E, K), Eisen,
  Kalzium und Magnesium.

- Erwägen Sie die Einbeziehung nährstoffreicher Lebensmittel und
  Nahrungsergänzungsmittel in Ihren Tagesablauf, um eine
  ausreichende Nährstoffaufnahme sicherzustellen und die
  allgemeine Gesundheit zu unterstützen.

Abschluss:

Die Behandlung von Verdauungssymptomen im Zusammenhang mit der
exokrinen Pankreasinsuffizienz (EPI) erfordert einen umfassenden Ansatz,
der auf einzelne Symptome und Auslöser eingeht. Durch die Umsetzung
praktischer Tipps und Strategien, die auf Ihre spezifischen Bedürfnisse

84

zugeschnitten sind, können Sie Verdauungsbeschwerden wirksam in den Griff bekommen und Ihre allgemeine Lebensqualität verbessern.

Das richtige Gleichgewicht zwischen körperlicher Aktivität und Ruhe zu finden, ist für die Behandlung der exokrinen Pankreasinsuffizienz (EPI) und die Unterstützung des allgemeinen Wohlbefindens von entscheidender Bedeutung. In diesem Abschnitt finden Sie Anleitungen, wie Sie ein Gleichgewicht zwischen aktiv bleiben und Ihrem Körper nach Bedarf Ruhe und Erholung gönnen können.

1. Hören Sie auf Ihren Körper:

- Achten Sie darauf, wie Ihr Körper auf körperliche Aktivität reagiert und passen Sie Ihre Routine entsprechend an. Wenn Sie Müdigkeit, Schmerzen oder Unwohlsein verspüren, kann dies ein Zeichen dafür sein, dass Sie sich ausruhen und Ihrem Körper die Möglichkeit geben sollten, sich zu erholen.

2. Priorisieren Sie Ruhe und Erholung:

- Integrieren Sie Ruhetage in Ihren Wochenplan, um Ihrem Körper Zeit zu geben, sich von körperlicher Aktivität zu erholen und Überanstrengung vorzubeugen. Nutzen Sie Ruhetage für sanfte Aktivitäten wie Spazierengehen, Dehnübungen oder Yoga, um Entspannung und Erholung zu fördern.

3. Erhöhen Sie schrittweise das Aktivitätsniveau:

- Erhöhen Sie die Intensität und Dauer der körperlichen Aktivität im Laufe der Zeit schrittweise, um Ausdauer und Kraft aufzubauen und gleichzeitig das Verletzungs- oder Ermüdungsrisiko zu minimieren. Beginnen Sie mit Aktivitäten mit geringer Belastung und gehen Sie nach und nach zu anspruchsvolleren Übungen über, wenn sich Ihr Fitnessniveau verbessert.

4. Üben Sie achtsame Bewegung:

- Nehmen Sie an Aktivitäten teil, die Achtsamkeit und Körperbewusstsein fördern, wie zum Beispiel Yoga, Tai Chi oder Pilates. Diese Übungen können dazu beitragen, Flexibilität, Gleichgewicht und Koordination zu verbessern und gleichzeitig ein Gefühl der Entspannung und des Wohlbefindens zu fördern.

5. Vielfalt integrieren:

- Halten Sie Ihr Trainingsprogramm abwechslungsreich, indem Sie verschiedene Aktivitäten einbauen, die auf unterschiedliche Muskelgruppen und Energiesysteme abzielen. Dies kann dazu beitragen, Langeweile vorzubeugen, das Risiko von Verletzungen durch Überlastung zu verringern und die allgemeine Fitness und das Wohlbefinden zu fördern.

6. Hören Sie Ihrem Arzt zu:

- Konsultieren Sie Ihren Arzt, bevor Sie mit einem neuen Trainingsprogramm beginnen, insbesondere wenn Sie unter gesundheitlichen Problemen oder Bedenken leiden. Ihr Arzt kann personalisierte Empfehlungen und Anleitungen geben, die auf Ihren individuellen Bedürfnissen und Umständen basieren.

Das Gleichgewicht zwischen körperlicher Aktivität und Ruhe ist der Schlüssel zur Behandlung der exokrinen Pankreasinsuffizienz (EPI) und zur Förderung der allgemeinen Gesundheit und des Wohlbefindens. Indem Sie auf Ihren Körper hören, Ruhe und Erholung in den Vordergrund stellen, das Aktivitätsniveau schrittweise steigern, achtsame Bewegungen üben, Abwechslung integrieren und sich an Ihren Arzt wenden, können Sie mit EPI die richtige Balance finden und eine optimale Gesundheit unterstützen.

Umgang mit emotionalen Herausforderungen

Das Leben mit einer exokrinen Pankreasinsuffizienz (EPI) kann verschiedene emotionale Herausforderungen mit sich bringen, darunter Frustration, Angst und Stress. In diesem Abschnitt werden Strategien zur Bewältigung dieser emotionalen Herausforderungen und zur Förderung der Widerstandsfähigkeit gegenüber Widrigkeiten vorgestellt.

1. Suchen Sie Unterstützung:

- Wenden Sie sich an Freunde, Familienmitglieder oder Selbsthilfegruppen, die Ihnen in schwierigen Zeiten Verständnis, Empathie und Ermutigung vermitteln können. Wenn Sie Ihre Erfahrungen mit anderen teilen, die sich darauf beziehen können,

können Sie das Gefühl der Isolation lindern und ein Gefühl der Zugehörigkeit vermitteln.

2. Übe Selbstmitgefühl:

- Seien Sie sanft und freundlich zu sich selbst, besonders in Momenten der Frustration oder des Rückschlags. Erkennen Sie, dass die Verwaltung von EPI eine Reise ist und dass es in Ordnung ist, gute und schlechte Tage zu haben. Behandeln Sie sich selbst mit dem gleichen Mitgefühl und Verständnis, das Sie einem geliebten Menschen entgegenbringen würden, der vor ähnlichen Herausforderungen steht.

3. Resilienz kultivieren:

- Konzentrieren Sie sich auf den Aufbau von Resilienz, indem Sie eine positive Einstellung annehmen und Herausforderungen als Chancen für Wachstum und Lernen neu definieren. Üben Sie Dankbarkeit, Optimismus und Akzeptanz, um Widerstandskraft und Anpassungsfähigkeit angesichts von Widrigkeiten zu fördern.

4. Nehmen Sie an stressabbauenden Aktivitäten teil:

- Entdecken Sie stressabbauende Aktivitäten, die zur Entspannung und zum emotionalen Wohlbefinden beitragen, wie Meditation, Atemübungen, Tagebuch führen oder Zeit in der Natur verbringen. Finden Sie Aktivitäten, die Sie ansprechen, und integrieren Sie sie in Ihren Alltag, um Stress und Ängste zu bewältigen.

5. Priorisieren Sie die Selbstfürsorge:

- Machen Sie Selbstfürsorge zu einer Priorität, indem Sie sich an Aktivitäten beteiligen, die Ihren Körper, Ihren Geist und Ihre Seele nähren. Dazu kann es gehören, ausreichend zu schlafen, nahrhafte Lebensmittel zu sich zu nehmen, körperlich aktiv zu bleiben, Hobbys oder Interessen nachzugehen und Grenzen zu setzen, um Ihr emotionales Wohlbefinden zu schützen.

6. Suchen Sie bei Bedarf professionelle Hilfe auf:

- Wenn Sie Schwierigkeiten haben, mit den emotionalen Herausforderungen im Zusammenhang mit EPI umzugehen, zögern Sie nicht, professionelle Hilfe von einem Therapeuten, Berater oder Psychologen in Anspruch zu nehmen. Die Therapie kann wertvolle Unterstützung, Anleitung und Bewältigungsstrategien bieten, die Ihnen helfen, mit schwierigen Emotionen umzugehen und Ihre Widerstandsfähigkeit aufzubauen.

Abschluss:

Der Umgang mit emotionalen Herausforderungen im Zusammenhang mit der exokrinen Pankreasinsuffizienz (EPI) erfordert Selbstmitgefühl, Belastbarkeit und ein unterstützendes Netzwerk aus Freunden, Familie und Gesundheitsdienstleistern. Indem Sie Unterstützung suchen, Selbstmitgefühl üben, Resilienz kultivieren, sich an stressabbauenden Aktivitäten beteiligen, der Selbstfürsorge Priorität einräumen und bei Bedarf professionelle Hilfe in Anspruch nehmen, können Sie emotionale Herausforderungen effektiv bewältigen und trotz der Herausforderungen, die das Leben mit EPI mit sich bringt, erfolgreich sein.

89

KAPITEL 7

BEYOND THE PLATE: GANZHEITLICHE ANSÄTZE FÜR EPI

Während die Ernährung eine entscheidende Rolle bei der Behandlung der exokrinen Pankreasinsuffizienz (EPI) spielt, kann ein ganzheitlicher Ansatz, der verschiedene Aspekte der Gesundheit und des Wohlbefindens berücksichtigt, Ihre allgemeine Lebensqualität weiter verbessern. In diesem Kapitel werden ganzheitliche EPI-Ansätze untersucht, die über diätetische Interventionen hinausgehen und Aspekte wie Stressbewältigung, ergänzende Therapien und unterstützende Pflege umfassen.

1. Techniken zur Stressbewältigung:

- Entdecken Sie Stressbewältigungstechniken wie Achtsamkeitsmeditation, progressive Muskelentspannung, geführte Bilder oder Aromatherapie, um die Entspannung zu fördern und Stress abzubauen, was sich positiv auf die Gesundheit des Verdauungssystems und das allgemeine Wohlbefinden auswirken kann.

2. Komplementäre Therapien:

- Erwägen Sie die Einbeziehung ergänzender Therapien wie Akupunktur, Massagetherapie, Chiropraktik oder Kräutermedizin in Ihren Behandlungsplan, um konventionelle medizinische Eingriffe zu ergänzen und ganzheitliche Gesundheit und Wohlbefinden zu unterstützen.

3. Unterstützende Pflege:

- Suchen Sie unterstützende Pflegedienste wie Beratung, Psychotherapie oder Selbsthilfegruppen auf, um die emotionalen, psychologischen und sozialen Aspekte des Lebens mit EPI anzugehen. Diese Dienste können wertvolle Unterstützung, Anleitung und Bewältigungsstrategien bieten, um Sie bei der Bewältigung der Herausforderungen bei der Verwaltung von EPI zu unterstützen.

4. Geist-Körper-Praktiken:

- Entdecken Sie Körper-Geist-Übungen wie Yoga, Tai Chi, Qigong oder Biofeedback, um das Körper-Geist-Bewusstsein zu fördern, die Entspannung zu fördern und das allgemeine Wohlbefinden zu verbessern. Diese Praktiken können helfen, Stress, Ängste und Depressionen zu lindern und gleichzeitig die Widerstandsfähigkeit und den inneren Frieden zu fördern.

5. Ernährungsberatung:

- Wenden Sie sich an einen registrierten Ernährungsberater oder Ernährungsberater, der auf Magen-Darm-Gesundheit spezialisiert ist, um eine individuelle Ernährungsberatung und Anleitung zu erhalten, die auf Ihre spezifischen Bedürfnisse und Vorlieben zugeschnitten ist. Ein Ernährungsexperte kann Ihnen dabei helfen, Ihre Ernährung zu optimieren, Symptome zu lindern und Ihre Gesundheitsziele zu erreichen.

Abschluss:

Ganzheitliche Ansätze zur Behandlung der exokrinen Pankreasinsuffizienz (EPI) können Ihnen dabei helfen, die Kontrolle über Ihre Gesundheit und Ihr Wohlbefinden über reine Ernährungseingriffe hinaus zu erlangen. Durch die Einbeziehung von Stressbewältigungstechniken, ergänzenden Therapien, unterstützender Pflege, Geist-Körper-Praktiken und Ernährungsberatung in Ihren Behandlungsplan können Sie Ihre allgemeine Lebensqualität verbessern und trotz der Herausforderungen, die das Leben mit EPI mit sich bringt, erfolgreich sein.

Achtsamkeits- und Stressreduktionstechniken

Das Üben von Achtsamkeit und die Integration von Techniken zur Stressreduzierung in Ihren Alltag können dabei helfen, Stress, Ängste und emotionale Belastungen im Zusammenhang mit der Behandlung der exokrinen Pankreasinsuffizienz (EPI) zu lindern. In diesem Abschnitt werden Achtsamkeits- und Stressreduzierungstechniken zur Förderung von Entspannung, emotionalem Wohlbefinden und Belastbarkeit untersucht.

1. Achtsamkeitsmeditation:

- Nehmen Sie sich jeden Tag Zeit, um Achtsamkeitsmeditation zu praktizieren und sich dabei auf Ihren Atem, Ihre Körperempfindungen, Gedanken und Emotionen zu konzentrieren, ohne zu urteilen. Achtsamkeitsmeditation kann dabei helfen, das Bewusstsein für den gegenwärtigen Moment zu kultivieren, Stress abzubauen und die emotionale Belastbarkeit zu stärken.

2. Atemübungen:

- Machen Sie tiefe Atemübungen wie Zwerchfellatmung oder Boxatmung, um die Entspannungsreaktion des Körpers zu aktivieren und ein Gefühl der Ruhe und Entspannung zu fördern. Machen Sie regelmäßig tiefe Atemübungen, insbesondere in Zeiten von Stress oder Angst.

3. Geführte Bilder:

- Verwenden Sie geführte Bildtechniken, um beruhigende und friedliche Szenen wie einen ruhigen Strand oder einen ruhigen Wald zu visualisieren und so Gefühle der Entspannung und des Wohlbefindens hervorzurufen. Geführte Bilder können helfen, Stress, Ängste und Anspannung abzubauen und ein Gefühl von innerem Frieden und Ruhe zu fördern.

4. Progressive Muskelentspannung (PMR):

- Üben Sie progressive Muskelentspannungstechniken, um verschiedene Muskelgruppen im Körper systematisch anzuspannen und zu entspannen, die körperliche Entspannung zu fördern und die mit Stress und Ängsten verbundene Muskelverspannung zu reduzieren. Integrieren Sie PMR in Ihren Alltag, um allgemeine Entspannung und Wohlbefinden zu fördern.

5. Achtsame Bewegungspraktiken:

- Nehmen Sie an achtsamen Bewegungsübungen wie Yoga, Tai Chi, Qigong oder Gehmeditation teil, um Achtsamkeit zu kultivieren, das Körperbewusstsein zu stärken und die Entspannung zu fördern.

Diese Praktiken kombinieren sanfte Bewegungen mit Achtsamkeitstechniken, um Stress abzubauen und das emotionale Wohlbefinden zu verbessern.

6. Dankbarkeitspraxis:

- Entwickeln Sie eine Dankbarkeitspraxis, indem Sie jeden Tag über die Dinge nachdenken, für die Sie dankbar sind, egal ob groß oder klein. Das Üben von Dankbarkeit kann Ihren Fokus von Stressfaktoren und negativen Emotionen ablenken und Gefühle von Positivität, Zufriedenheit und Belastbarkeit fördern.

Abschluss:

Die Integration von Achtsamkeits- und Stressreduzierungstechniken in Ihren Alltag kann dabei helfen, Stress, Ängste und emotionale Belastungen im Zusammenhang mit der Behandlung der exokrinen Pankreasinsuffizienz (EPI) zu lindern. Durch Achtsamkeitsmeditation, Atemübungen, geführte Bilder, progressive Muskelentspannung, achtsame Bewegungsübungen und Dankbarkeit können Sie Entspannung, emotionales Wohlbefinden und Widerstandsfähigkeit im Angesicht von Widrigkeiten fördern.

Integrative Therapien bieten zusätzliche Möglichkeiten zur Unterstützung der Verdauungsgesundheit und zur Behandlung der mit der exokrinen Pankreasinsuffizienz (EPI) verbundenen Symptome. In diesem Abschnitt werden verschiedene integrative Therapien untersucht, die herkömmliche medizinische Behandlungen ergänzen und das Wohlbefinden des Verdauungssystems fördern können.

1. Akupunktur:

- Denken Sie an Akupunktur, eine Praxis der traditionellen chinesischen Medizin, bei der dünne Nadeln an bestimmten Stellen des Körpers eingeführt werden, um Verdauungsbeschwerden wie Bauchschmerzen, Blähungen und Übelkeit zu lindern. Akupunktur kann helfen, die Verdauungsfunktion zu regulieren und das allgemeine Wohlbefinden zu fördern.

2. Kräutermedizin:

- Entdecken Sie Kräutermedizin als ergänzenden Ansatz zur Behandlung der mit EPI verbundenen Verdauungssymptome. Bestimmte Kräuter wie Ingwer, Pfefferminze, Kamille und Kurkuma werden traditionell zur Unterstützung der Verdauungsgesundheit und zur Linderung von Magen-Darm-Beschwerden eingesetzt.

3. Massagetherapie:

- Betrachten Sie eine Massagetherapie als eine Möglichkeit, die Entspannung zu fördern, Muskelverspannungen zu reduzieren und die Durchblutung zu verbessern, was die Verdauungsfunktion verbessern und Symptome wie Bauchbeschwerden und Blähungen lindern kann. Bauchmassagetechniken können gezielt auf die Verdauungsorgane einwirken und deren optimale Funktion fördern.

4. Chiropraktische Pflege:

- Entdecken Sie Chiropraktik als ganzheitlichen Ansatz zur Unterstützung der allgemeinen Gesundheit und des Wohlbefindens, einschließlich der Verdauungsgesundheit. Chiropraktische Anpassungen können dazu beitragen, die Ausrichtung der Wirbelsäule, die Funktion des Nervensystems und das allgemeine Gleichgewicht des Körpers zu verbessern, was sich indirekt auf die Verdauungsfunktion auswirken und Symptome lindern kann.

5. Aromatherapie:

- Integrieren Sie die Aromatherapie in Ihre Selbstpflegeroutine, indem Sie ätherische Öle wie Pfefferminze, Ingwer, Zitrone oder Lavendel verwenden, um Verdauungsbeschwerden zu lindern, Stress abzubauen und die Entspannung zu fördern. Die Inhalation oder topische Anwendung ätherischer Öle kann therapeutische Vorteile zur Unterstützung der Verdauung bieten.

6. Hydrotherapie:

- Entdecken Sie Hydrotherapie-Techniken wie warme Wasserbäder, heiße Kompressen oder Hydrotherapie-Duschen, um die Entspannung zu fördern, die Durchblutung zu verbessern und die mit EPI verbundenen Bauchbeschwerden zu lindern. Hydrotherapie

96

kann helfen, Verdauungsbeschwerden zu lindern und das allgemeine Wohlbefinden zu fördern.

7. Probiotika:

- Erwägen Sie die Einbeziehung von Probiotika in Ihre tägliche Routine, um die Gesundheit des Verdauungssystems zu unterstützen und ein ausgeglichenes Darmmikrobiom zu fördern. Probiotika sind nützliche Bakterien, die dabei helfen können, das mikrobielle Gleichgewicht im Darm wiederherzustellen, die Verdauung zu verbessern und Symptome wie Blähungen und Blähungen zu reduzieren.

8. Geist-Körper-Praktiken:

- Nehmen Sie an Körper-Geist-Übungen wie Meditation, Yoga oder Tai Chi teil, um die Entspannung zu fördern, Stress abzubauen und das allgemeine Wohlbefinden des Verdauungssystems zu unterstützen. Diese Praktiken können dazu beitragen, die Symptome von EPI zu lindern, indem sie stressbedingte Verdauungsbeschwerden reduzieren und das Gleichgewicht zwischen Geist und Körper fördern.

9. Nahrungsergänzungsmittel:

- Entdecken Sie die Verwendung von Nahrungsergänzungsmitteln wie Verdauungsenzymen, Omega-3-Fettsäuren und Vitamin D, um die Gesundheit des Verdauungssystems zu unterstützen und die Nährstoffaufnahme zu optimieren. Konsultieren Sie einen Gesundheitsdienstleister oder einen registrierten Ernährungsberater, um herauszufinden, welche

Nahrungsergänzungsmittel für die Behandlung von EPI hilfreich
sein können.

10. Ansatz der Funktionellen Medizin:

- Erwägen Sie die Zusammenarbeit mit einem in funktioneller
  Medizin geschulten Gesundheitsdienstleister, um die zugrunde
  liegenden Ungleichgewichte und Grundursachen von
  Verdauungsstörungen im Zusammenhang mit EPI anzugehen.
  Funktionelle Medizin verfolgt einen ganzheitlichen Ansatz für
  Gesundheit und Wohlbefinden und konzentriert sich auf
  personalisierte Behandlungspläne, die auf die individuellen
  Bedürfnisse und Umstände zugeschnitten sind.

Abschluss:

Integrative Therapien bieten zusätzliche Optionen zur Unterstützung der
Verdauungsgesundheit und zur Behandlung von Symptomen im
Zusammenhang mit der exokrinen Pankreasinsuffizienz (EPI). Durch die
Erforschung von Akupunktur, Kräutermedizin, Massagetherapie,
Chiropraktik, Aromatherapie und Hydrotherapie können Sie konventionelle
medizinische Behandlungen ergänzen und das Wohlbefinden des
Verdauungssystems auf ganzheitliche Weise fördern.

Als jemand, der mit exokriner Pankreasinsuffizienz (EPI) lebt, ist es wichtig, sich für sich selbst und andere einzusetzen, um das Bewusstsein zu schärfen, den Zugang zu Ressourcen zu verbessern und positive Veränderungen im Gesundheitssystem voranzutreiben. In diesem Abschnitt werden Strategien untersucht, wie Sie für sich selbst eintreten, andere unterstützen und eine Stimme für Veränderungen in der EPI-Community werden können.

1. Informieren Sie sich:

- Nehmen Sie sich die Zeit, sich über EPI zu informieren, einschließlich seiner Ursachen, Symptome, Behandlungsmöglichkeiten und verfügbaren Unterstützungsdienste. Wissen gibt Kraft und kann Ihnen dabei helfen, fundierte Entscheidungen über Ihre Gesundheit und Ihr Wohlbefinden zu treffen.

2. Effektiv kommunizieren:

- Entwickeln Sie starke Kommunikationsfähigkeiten, um Ihre Bedürfnisse, Bedenken und Vorlieben gegenüber Gesundheitsdienstleistern, Familienmitgliedern und anderen Interessengruppen effektiv zu artikulieren. Eine klare und durchsetzungsfähige Kommunikation kann dazu beitragen, dass Ihre Stimme gehört und auf Ihre Bedürfnisse eingegangen wird.

3. Bauen Sie ein Support-Netzwerk auf:

- Umgeben Sie sich mit einem unterstützenden Netzwerk aus
  Freunden, Familienmitgliedern, Gesundheitsdienstleistern und
  Mitmenschen, die mit EPI leben. Nutzen Sie dieses Netzwerk für
  emotionale Unterstützung, praktische Ratschläge und
  Interessenvertretung.

4. Sensibilisierung:

- Teilen Sie Ihre Geschichte und steigern Sie das Bewusstsein für
  EPI in Ihrer Gemeinde, am Arbeitsplatz, in sozialen Kreisen und
  auf Online-Plattformen. Indem Sie Ihre Erfahrungen teilen und das
  Bewusstsein schärfen, können Sie dazu beitragen, Stigmatisierung
  abzubauen, das Verständnis zu fördern und sich für eine bessere
  Unterstützung und Ressourcen für Menschen mit EPI einzusetzen.

5. Befürworter des Zugangs zur Gesundheitsversorgung:

- Setzen Sie sich für einen verbesserten Zugang zu
  Gesundheitsdiensten, Behandlungsmöglichkeiten und
  Unterstützungsressourcen für Menschen mit EPI ein. Arbeiten Sie
  mit Interessenvertretungen, Gesundheitsdienstleistern und
  politischen Entscheidungsträgern zusammen, um Hindernisse für
  die Pflege zu beseitigen und sich für politische Änderungen
  einzusetzen, die der EPI-Gemeinschaft zugute kommen.

6. Forschungsbemühungen unterstützen:

- Nehmen Sie an klinischen Studien, Forschungsstudien oder
  Patientenregistern teil, die darauf abzielen, wissenschaftliche

Erkenntnisse zu erweitern und die Ergebnisse für Personen mit EPI
zu verbessern. Durch die Teilnahme an Forschungsbemühungen
können Sie zur Entwicklung neuer Behandlungen und Therapien
für EPI beitragen.

Abschluss:

Das Eintreten für sich selbst und andere ist von entscheidender Bedeutung,
um das Bewusstsein zu schärfen, den Zugang zu Ressourcen zu verbessern
und positive Veränderungen im Gesundheitssystem voranzutreiben. Indem
Sie sich weiterbilden, effektiv kommunizieren, ein Unterstützungsnetzwerk
aufbauen, das Bewusstsein schärfen, sich für den Zugang zur
Gesundheitsversorgung einsetzen und Forschungsbemühungen
unterstützen, können Sie ein starker Fürsprecher der EPI-Gemeinschaft
werden und einen bedeutenden Unterschied im Leben anderer bewirken.

Das Leben mit exokriner Pankreasinsuffizienz (EPI) stellt einzigartige Herausforderungen dar, aber es ist dennoch möglich, ein erfülltes und pulsierendes Leben zu führen. Dieses Kapitel befasst sich mit praktischen Tipps, inspirierenden Geschichten und stärkenden Strategien, um mit EPI erfolgreich zu sein und das Leben in vollen Zügen zu genießen.

1. Resilienz fördern:

- Erfahren Sie, wie Sie angesichts von Widrigkeiten Widerstandskraft und Anpassungsfähigkeit entwickeln und aus Ihren Erfahrungen und Herausforderungen Kraft schöpfen können. Resilienz kann Ihnen dabei helfen, die Höhen und Tiefen des Lebens mit EPI mit Anmut und Mut zu meistern.

2. Leidenschaften und Hobbys nachgehen:

- Entdecken Sie Aktivitäten, Hobbys und Interessen, die Ihnen Freude und Erfüllung bringen, sei es Kochen, Gartenarbeit, Malen oder Musik machen. Das Verfolgen Ihrer Leidenschaften kann ein Gefühl von Sinn und Zweck vermitteln und Ihnen helfen, trotz der Herausforderungen von EPI eine positive Lebenseinstellung zu bewahren.

3. Beziehungen pflegen:

- Priorisieren Sie Beziehungen zu Freunden, Familienmitgliedern und geliebten Menschen, die Liebe, Unterstützung und Verständnis bieten. Die Pflege dieser Beziehungen kann Ihr Leben bereichern und Ihnen in schwierigen Zeiten Kraft und Trost spenden.

4. Realistische Ziele setzen:

- Setzen Sie sich realistische Ziele und Wünsche und berücksichtigen Sie dabei Ihre individuellen Bedürfnisse, Fähigkeiten und Umstände. Wenn Sie größere Ziele in kleinere, überschaubare Schritte unterteilen, können Sie sie leichter erreichen und lohnenswerter machen.

5. Selbstfürsorge üben:

- Machen Sie Selbstfürsorge zu einer Priorität, indem Sie sich Zeit nehmen, um sich auszuruhen, neue Energie zu tanken und Körper, Geist und Seele zu regenerieren. Nehmen Sie an Aktivitäten teil, die Entspannung, Stressabbau und allgemeines Wohlbefinden fördern, wie z. B. Meditation, Yoga oder Zeit in der Natur verbringen.

6. Erfolge feiern:

- Feiern Sie Ihre Erfolge, egal wie groß oder klein, und würdigen Sie die Fortschritte, die Sie auf Ihrer Reise mit EPI gemacht haben. Das Erkennen und Feiern Ihrer Erfolge kann Ihr Selbstvertrauen und Ihre Motivation stärken, trotz aller Herausforderungen, denen Sie gegenüberstehen, weiter erfolgreich zu sein.

Um Ihr bestes Leben mit exokriner Pankreasinsuffizienz (EPI) zu führen, geht es darum, Widerstandsfähigkeit zu entwickeln, Leidenschaften nachzugehen, Beziehungen zu pflegen, realistische Ziele zu setzen, Selbstfürsorge zu üben und dabei Erfolge zu feiern. Indem Sie eine positive Einstellung annehmen, Ihre Widerstandsfähigkeit kultivieren und das Leben in vollen Zügen genießen, können Sie trotz der Herausforderungen, die das Leben mit EPI mit sich bringt, erfolgreich sein und ein erfülltes und lebendiges Leben führen.

Ziele setzen und Erfolge feiern

Das Leben mit exokriner Pankreasinsuffizienz (EPI) erfordert Belastbarkeit, Entschlossenheit und einen proaktiven Ansatz für den Umgang mit Ihrer Gesundheit und Ihrem Wohlbefinden. In diesem Abschnitt erläutern wir, wie wichtig es ist, realistische Ziele zu setzen, Fortschritte zu verfolgen und Erfolge auf Ihrer Reise mit EPI zu feiern.

1. Realistische Ziele setzen:

- Identifizieren Sie spezifische, messbare, erreichbare, relevante und zeitgebundene (SMART) Ziele im Zusammenhang mit der Bewältigung Ihrer EPI-Symptome, der Verbesserung Ihrer allgemeinen Gesundheit oder der Verfolgung persönlicher Interessen und Wünsche. Teilen Sie größere Ziele in kleinere, umsetzbare Schritte auf, um sie leichter handhabbar und erreichbar zu machen.

104

2. Fortschritt verfolgen:

- Verfolgen Sie Ihren Fortschritt bei der Erreichung Ihrer Ziele mithilfe von Tagebüchern, Kalendern, Apps oder anderen Tracking-Tools. Überwachen Sie Veränderungen Ihrer Symptome, Ernährungsgewohnheiten, Lebensstilentscheidungen und Ihres allgemeinen Wohlbefindens, um Muster, Trends und Verbesserungsmöglichkeiten zu erkennen.

3. Anpassungsstrategien:

- Seien Sie flexibel und bereit, Ihre Strategien und Ansätze an Ihre sich ändernden Bedürfnisse, Vorlieben und Umstände anzupassen. Experimentieren Sie mit verschiedenen Techniken, Behandlungen und Änderungen des Lebensstils, um herauszufinden, was für Sie bei der Behandlung Ihrer EPI-Symptome und der Optimierung Ihrer Lebensqualität am besten funktioniert.

4. Meilensteine feiern:

- Feiern Sie Ihre Erfolge und Meilensteine auf Ihrer Reise mit EPI, egal wie klein oder inkrementell sie auch erscheinen mögen. Erkennen Sie Ihre Bemühungen, Fortschritte und Belastbarkeit bei der Bewältigung von Herausforderungen und der Ergreifung proaktiver Schritte für mehr Gesundheit und Wohlbefinden an.

5. Dankbarkeit kultivieren:

- Üben Sie Dankbarkeit und Wertschätzung für die Fortschritte, die Sie gemacht haben, die Unterstützung, die Sie erhalten haben, und die Chancen, die vor Ihnen liegen. Dankbarkeit zu kultivieren kann dazu beitragen, Ihre Perspektive zu ändern, Ihre Widerstandsfähigkeit zu stärken und Ihr allgemeines Wohlbefinden zu steigern.

6. Über Erfolge nachdenken:

- Nehmen Sie sich Zeit, über Ihre Erfolge, Herausforderungen und Lehren aus Ihren Erfahrungen mit EPI nachzudenken. Nutzen Sie diese Erkenntnisse als Grundlage für Ihre zukünftigen Ziele, Strategien und Maßnahmen und fördern Sie ein Gefühl der Belastbarkeit, der Selbstbestimmung und des Wachstums.

Abschluss:

Das Setzen von Zielen und das Feiern von Erfolgen sind wesentliche Bestandteile für ein optimales Leben mit exokriner Pankreasinsuffizienz (EPI). Indem Sie sich realistische Ziele setzen, Fortschritte verfolgen, Strategien nach Bedarf anpassen, Meilensteine feiern, Dankbarkeit kultivieren und über Erfolge reflektieren, können Sie sich trotz der Herausforderungen, die das Leben mit EPI mit sich bringt, selbst entfalten und Erfüllung finden.

Reisen und Essen gehen können für Menschen mit exokriner Pankreasinsuffizienz (EPI) eine besondere Herausforderung darstellen, aber mit der richtigen Planung und Vorbereitung können Sie diese Situationen mit Zuversicht und Leichtigkeit meistern. In diesem Abschnitt beschäftigen wir uns mit praktischen Tipps und Strategien, wie Sie Reisen und kulinarische Erlebnisse genießen und gleichzeitig Ihre EPI-Symptome effektiv behandeln können.

1. Recherche nach Speisemöglichkeiten:

- Bevor Sie reisen oder auswärts essen, informieren Sie sich über Restaurants, Cafés oder Lokale, die EPI-freundliche Menüoptionen anbieten, wie zum Beispiel fettarme, leicht verdauliche Gerichte. Suchen Sie nach Lokalen, die bereit sind, diätetische Einschränkungen und Vorlieben zu berücksichtigen, um ein positives kulinarisches Erlebnis zu gewährleisten.

2. Mitteilung Ihrer Bedürfnisse:

- Wenn Sie auswärts essen, zögern Sie nicht, dem Restaurantpersonal oder den Köchen Ihre Ernährungsbedürfnisse und -vorlieben mitzuteilen. Stellen Sie Fragen zu Menüzutaten, Zubereitungsmethoden und möglichen Ersatzstoffen, um sicherzustellen, dass Ihre Mahlzeit Ihren Ernährungsbedürfnissen entspricht und Ihre EPI-Symptome nicht verschlimmert.

3. EPI Essentials packen:

- Packen Sie auf Reisen wichtige Dinge wie
  Nahrungsergänzungsmittel mit Verdauungsenzymen, Snacks,
  Wasser und alle Medikamente oder medizinischen Hilfsmittel ein,
  die Sie zur wirksamen Behandlung Ihrer EPI-Symptome benötigen.
  Wenn Sie diese Gegenstände zur Hand haben, können Sie auf Ihren
  Reisen beruhigt und beruhigt sein.

4. Vorausplanung:

- Planen Sie Ihre Mahlzeiten und Snacks im Voraus, insbesondere
  wenn Sie in Gebiete mit begrenzten gastronomischen Angeboten
  oder unbekannter Küche reisen. Denken Sie darüber nach, tragbare,
  EPI-freundliche Snacks und Mahlzeiten mitzubringen, die Sie
  unterwegs genießen können, etwa Nüsse, Samen, Früchte, Joghurt
  oder Vollkorncracker.

5. Hydratisiert bleiben:

- Bleiben Sie während der Reise ausreichend hydriert, indem Sie
  während der Reise viel Wasser trinken. Dehydrierung kann die
  Verdauungsbeschwerden verschlimmern. Versuchen Sie daher,
  regelmäßig Wasser zu trinken und übermäßigen Konsum von
  Alkohol, Koffein oder zuckerhaltigen Getränken zu vermeiden.

6. Achtsames Essen üben:

- Üben Sie achtsame Esstechniken, um langsamer zu werden, Ihr
  Essen zu genießen und auf Hunger- und Sättigungssignale zu
  achten. Achtsames Essen kann dazu beitragen, übermäßiges Essen

zu verhindern, die Verdauung zu verbessern und Ihr kulinarisches Erlebnis insgesamt zu verbessern, während Sie gleichzeitig Ihre EPI-Symptome effektiv behandeln.

Abschluss:

Mit der richtigen Planung, Vorbereitung und Kommunikation können Sie beruhigt reisen und auswärts essen und gleichzeitig Ihre Symptome einer exokrinen Pankreasinsuffizienz (EPI) effektiv behandeln. Indem Sie sich über Speisemöglichkeiten informieren, Ihre Bedürfnisse mitteilen, wichtige Dinge einpacken, vorausplanen, ausreichend Flüssigkeit zu sich nehmen und achtsames Essen praktizieren, können Sie Reise- und Speiseerlebnisse in vollen Zügen genießen und gleichzeitig Ihre Gesundheit und Ihr Wohlbefinden bewahren.

In diesem Abschnitt tauchen wir tief in die fesselnden Erzählungen von Menschen ein, die der exokrinen Pankreasinsuffizienz (EPI) mit unerschütterlichem Mut, Widerstandskraft und Anmut begegnet sind. Durch ihre Erfahrungen erhellen sie den Weg zur Ermächtigung und bieten Hoffnung und Inspiration für diejenigen, die sich auf ähnlichen Reisen befinden.

1.Sarahs Reise zur Ermächtigung:

Sarahs Geschichte ist ein Beweis für die Kraft von Resilienz und Fürsprache. Als sie ihre EPI-Diagnose erhielt, fühlte sie sich verloren und überfordert und wusste nicht, wie sie mit dieser neuen Realität umgehen sollte. Doch anstatt der Angst nachzugeben, begab sich Sarah auf eine Reise der Selbstfindung und Stärkung. Mit der Unterstützung ihres Gesundheitsteams und ihrer Angehörigen vertiefte sie sich in die Forschung, besuchte Selbsthilfegruppen und wurde eine ausgesprochene Verfechterin der Aufklärung über EPI. Durch ihren unermüdlichen Einsatz fand Sarah nicht nur die Kraft, ihre Symptome in den Griff zu bekommen, sondern wurde auch zu einem Hoffnungsträger für andere, die vor ähnlichen Herausforderungen standen.

2.Davids Weg zum Wohlbefinden:

Davids Weg zum Wohlbefinden ist geprägt von Entschlossenheit und Selbstfindung. Als David von seiner EPI-Diagnose erfuhr, war er zunächst verzweifelt. Doch anstatt sich seinem Schicksal zu ergeben, beschloss er, die Verantwortung für seine Gesundheit und sein Wohlbefinden zu übernehmen. Durch Versuch und Irrtum experimentierte er mit verschiedenen Ernährungsansätzen, suchte nach alternativen Therapien und verfolgte einen ganzheitlichen Heilungsansatz. Im Laufe der Zeit erlebte David nicht nur eine Linderung seiner Symptome, sondern entdeckte auch ein neues Gefühl von Zielstrebigkeit und Vitalität. Seine Geschichte ist ein Beweis für die transformative Kraft von Resilienz und Selbstfürsorge.

3.Emilys Reise der Selbstfindung:

Emilys Geschichte handelt von Widerstandskraft und persönlichem Wachstum angesichts von Widrigkeiten. Als Emily zum ersten Mal ihre EPI-Diagnose erhielt, geriet sie in einen Wirbelsturm aus Unsicherheit und Angst. Doch anstatt sich von ihrem Zustand definieren zu lassen, begab sie sich auf eine Reise der Selbstfindung und Stärkung. Durch Achtsamkeitsübungen, Ernährungsumstellungen und ganzheitliche Therapien lernte Emily, auf die Bedürfnisse ihres Körpers zu hören und ein tiefes Selbstbewusstsein zu entwickeln. Unterwegs entdeckte sie eine innere Stärke, von der sie nie wusste, dass sie sie besaß, und trat mit einem neuen Sinn für Zielstrebigkeit und Widerstandskraft aus der Dunkelheit hervor.

4.Miguels Suche nach Abenteuern:

Miguels Geschichte ist ein Beweis für den unbezwingbaren Geist des menschlichen Herzens. Obwohl Miguel mit den Herausforderungen von EPI zu kämpfen hatte, weigerte er sich, seinen Zustand über den Verlauf seines Lebens bestimmen zu lassen. Mit einer unstillbaren Abenteuerlust begab er sich auf die Reise, die Welt und all ihre Wunder zu erkunden. Von der Besteigung majestätischer Gipfel bis hin zur Verkostung exotischer Küchen nutzte Miguel jede Gelegenheit zur Weiterentwicklung und Erkundung. Auf seinem Weg begegnete er Rückschlägen und Hindernissen, aber er meisterte jede Herausforderung mit unerschütterlicher Entschlossenheit und einem unerschütterlichen Optimismus. Durch seine Abenteuer eroberte Miguel nicht nur die Welt, sondern überwand auch seine eigenen Ängste und bewies damit, dass mit Mut und Belastbarkeit alles möglich ist.

Abschluss:

Diese inspirierenden Geschichten von Menschen, die unter exokriner Pankreasinsuffizienz (EPI) leiden, sind ein Beweis für die Widerstandsfähigkeit des menschlichen Geistes. Auf ihren Reisen der Selbstfindung, Ermächtigung und des Abenteuers bieten sie allen, die mit Widrigkeiten konfrontiert sind, Hoffnung und Inspiration. Indem sie die Herausforderungen des Lebens mit Mut und Anmut annehmen, erinnern sie uns daran, dass der menschliche Geist in der Lage ist, selbst die größten Hindernisse zu überwinden

KAPITEL 9

Auf der Reise durch die Seiten dieses Buches sind wir in die komplexe Welt der exokrinen Pankreasinsuffizienz (EPI) eingetaucht und haben ihre Komplexität, Herausforderungen und Wachstumschancen erkundet. Vom Verständnis der Anatomie und Funktion der Bauchspeicheldrüse bis hin zur Bewältigung von Ernährungsumstellungen und Anpassungen des Lebensstils haben wir uns mit dem Wissen und den Werkzeugen ausgestattet, die wir benötigen, um trotz dieser Erkrankung erfolgreich zu sein.

Nachdenken über unsere Reise: Wenn wir über die Reise nachdenken, die wir begonnen haben; Wir werden an die Widerstandskraft und Stärke erinnert, die jedem von uns innewohnt. Wir sind auf inspirierende Geschichten von Menschen gestoßen, die EPI mit Mut und Entschlossenheit entgegengetreten sind und bewiesen haben, dass Widrigkeiten mit der richtigen Einstellung und Unterstützung überwunden werden können.

Ermächtigung durch Wissen: Ausgestattet mit einem tieferen Verständnis von EPI und seinen Auswirkungen auf unser Leben haben wir uns in die Lage versetzt, die Kontrolle über unsere Gesundheit und unser Wohlbefinden zu übernehmen. Durch Aufklärung, Interessenvertretung und Selbstfürsorge haben wir herausgefunden, dass das Leben mit EPI uns nicht definieren muss – es kann stattdessen als Katalysator für Wachstum und Transformation dienen.

Einen ganzheitlichen Ansatz verfolgen: Bei unserer Erforschung des EPI-Managements verfolgen wir einen ganzheitlichen Wellness-Ansatz und erkennen die Vernetzung von Geist, Körper und Seele an. Von achtsamen Essgewohnheiten bis hin zu Techniken zur Stressreduzierung haben wir Gewohnheiten entwickelt, die nicht nur unsere körperliche Gesundheit, sondern auch unser emotionales und geistiges Wohlbefinden fördern.

Blick in die Zukunft: Wenn wir die letzte Seite dieses Buches umblättern, tun wir dies mit einem Gefühl der Hoffnung und des Optimismus für die Zukunft. Das Leben mit EPI mag zwar Herausforderungen mit sich bringen, bietet aber auch Chancen für Wachstum, Widerstandsfähigkeit und Verbundenheit. Mit jedem Tag, der vergeht, lernen wir weiter, passen uns an und entwickeln uns weiter und nehmen die Reise des Lebens mit Mut und Anmut an.

Ein Aufruf zum Handeln: Lassen Sie uns zum Abschied von diesen Seiten die gewonnenen Erkenntnisse und die gewonnene Weisheit in unser tägliches Leben einfließen lassen. Lassen Sie uns für uns selbst und andere eintreten, das Bewusstsein für EPI schärfen und eine Gemeinschaft der Unterstützung und des Verständnisses fördern. Gemeinsam können wir die Komplexität dieser Erkrankung bewältigen und Tag für Tag unser bestes Leben führen.

Abschließend: Lassen Sie uns abschließend bedenken, dass unsere Reisen zwar von Herausforderungen und Hindernissen geprägt sind, aber auch voller Momente des Triumphs, der Freude und der Widerstandsfähigkeit. Indem wir die Reise mit einem offenen Herzen und einem mutigen Geist annehmen, können wir die Wendungen des Lebens mit Anmut und Würde meistern und wissen, dass wir in der Lage sind, alle Hindernisse zu überwinden, die uns in den Weg kommen.

Am Ende unserer Reise durch die Welt der exokrinen Pankreasinsuffizienz (EPI) ist es wichtig, in die Zukunft zu blicken und die aufregenden Entwicklungen zu berücksichtigen, die sich in Bezug auf Forschung und Behandlung abzeichnen. Während das Leben mit EPI seine Herausforderungen mit sich bringt, geben ständige Fortschritte in der medizinischen Wissenschaft Hoffnung auf verbesserte Ergebnisse und Lebensqualität für Menschen mit dieser Erkrankung.

Forschungsgrenzen: In den letzten Jahren gab es einen Aufschwung in der Forschung, die sich dem Verständnis der zugrunde liegenden Mechanismen von EPI und der Entwicklung neuer Behandlungsansätze widmete. Von der Erforschung der genetischen Faktoren, die zur Funktionsstörung der Bauchspeicheldrüse beitragen, bis hin zur Untersuchung innovativer Enzymersatztherapien machen Forscher erhebliche Fortschritte bei der Aufklärung der Komplexität von EPI und der Identifizierung neuer Interventionsmöglichkeiten.

Präzisionsmedizin: Einer der vielversprechendsten Forschungsbereiche im Bereich EPI ist die Entwicklung präzisionsmedizinischer Ansätze, die auf die individuellen Bedürfnisse der Patienten zugeschnitten sind. Durch den Einsatz von Gentests, Biomarker-Analysen und personalisierten Behandlungsplänen können Gesundheitsdienstleister die Therapieergebnisse optimieren und die Patientenergebnisse verbessern.

Dieser personalisierte Ansatz ist vielversprechend für die Zukunft des EPI-Managements und lässt auf gezieltere und wirksamere Behandlungen hoffen.

Therapeutische Innovationen: Neben Fortschritten in der Präzisionsmedizin liegt der Schwerpunkt zunehmend auf der Entwicklung neuartiger therapeutischer Interventionen für EPI. Von der Erforschung des Potenzials der Gentherapie zur Steigerung der Pankreasenzymproduktion bis hin zur Untersuchung der Rolle von Probiotika und Darmmikrobiota für die Verdauungsgesundheit erforschen Forscher ein breites Spektrum innovativer Strategien zur Verbesserung des Symptommanagements und zur Verbesserung der Lebensqualität von Personen mit EPI.

Patientenzentrierte Pflege: Da sich die EPI-Forschung ständig weiterentwickelt, wird die Bedeutung einer patientenzentrierten Versorgung bei der Behandlungsplanung und Entscheidungsfindung immer mehr erkannt. Durch die Einbeziehung von Patienten als aktive Teilnehmer in ihre Gesundheitsversorgung können Gesundheitsdienstleister sicherstellen, dass Behandlungspläne auf individuelle Bedürfnisse, Vorlieben und Ziele zugeschnitten sind, was letztendlich zu besseren Ergebnissen und einer verbesserten Lebensqualität führt.

Abschluss:

Wenn wir in die Zukunft der EPI-Forschung und -Behandlung blicken, tun wir dies mit Optimismus und Hoffnung auf die kommenden Fortschritte. Auch wenn es noch viel zu lernen und zu entdecken gibt, sind die bisher erzielten Fortschritte ein Beweis für das Engagement und die

116

Beharrlichkeit von Forschern, Gesundheitsdienstleistern und von EPI betroffenen Personen. Indem wir weiterhin zusammenarbeiten, Innovationen vorantreiben und uns für mehr Bewusstsein und Unterstützung einsetzen, können wir den Weg in eine bessere Zukunft für alle ebnen, die mit exokriner Pankreasinsuffizienz leben.

Abschließende Gedanken

Am Ende unserer Reise durch die Welt der exokrinen Pankreasinsuffizienz (EPI) ist es an der Zeit, innezuhalten und über die gewonnenen Erkenntnisse, die gemeisterten Herausforderungen und die Hoffnung nachzudenken, die uns voranbringt. Während das Leben mit EPI einige Hindernisse mit sich bringen kann, bietet es auch Chancen für Wachstum, Widerstandsfähigkeit und Verbindung. Lassen Sie uns in diesen letzten Momenten eine Bilanz unserer Erfahrungen ziehen und die Reise mit Dankbarkeit und Optimismus angehen.

Dankbarkeit für Wachstum: Während unserer Erkundung von EPI haben wir Momente des Kampfes, der Unsicherheit und des Triumphs erlebt. Wir haben gelernt, die Komplexität dieser Erkrankung mit Mut und Belastbarkeit zu meistern und dabei eine Kraft in uns entdeckt, von der wir nie wussten, dass sie existiert. Lassen Sie uns beim Nachdenken über unsere Reise unsere Dankbarkeit für das Wachstum und die Transformation zum Ausdruck bringen, die sie in unser Leben gebracht hat, in dem Wissen, dass jede Herausforderung, vor der wir stehen, eine Chance zum Lernen und zur persönlichen Weiterentwicklung ist.

Hoffnung für die Zukunft: Wenn wir in die Zukunft blicken, lasst uns dies mit Hoffnung und Optimismus für das tun, was vor uns liegt. Auch wenn das Leben mit EPI einige Herausforderungen mit sich bringt, können wir uns trösten, wenn wir wissen, dass wir auf diesem Weg nicht allein sind. Angesichts der ständigen Fortschritte in Forschung und Behandlung gibt es Grund zu der Annahme, dass den Menschen mit dieser Erkrankung bessere Tage bevorstehen. Indem wir in unserer Gesundheitsversorgung informiert, engagiert und proaktiv bleiben, können wir den Weg in eine bessere Zukunft für uns selbst und andere von EPI Betroffene ebnen.

Gemeinschaft und Verbindung: Erinnern wir uns abschließend an die Kraft der Gemeinschaft und der Verbundenheit bei der Bewältigung der Herausforderungen des Lebens. Ganz gleich, ob wir die Unterstützung unserer Lieben suchen, Kontakte zu Mitmenschen knüpfen, die mit EPI leben, oder uns für mehr Bewusstsein und Unterstützung einsetzen – gemeinsam sind wir stärker als allein. Indem wir in unserer Gemeinschaft ein Gefühl der Solidarität und Empathie fördern, können wir eine Welt schaffen, in der sich Menschen mit EPI auf ihrem Weg zu Gesundheit und Wohlbefinden gehört, verstanden und unterstützt fühlen.

Abschluss:

Lassen Sie uns zum Abschied von diesen Seiten die gewonnenen Erkenntnisse, die geknüpften Verbindungen und die Hoffnung weitertragen, die uns auf unserer Reise durch das Leben mit EPI trägt. Lassen Sie uns jeden Tag mit Dankbarkeit, Mut und Belastbarkeit annehmen und wissen, dass wir die Kraft in uns haben, alle Herausforderungen zu meistern, die auf uns zukommen. Mit einem Herzen

118

voller Hoffnung und einem für Möglichkeiten offenen Geist wollen wir
weiterhin mit Anmut und Würde durch die Wendungen des Lebens gehen
und wissen, dass das Beste noch vor uns liegt.

119

In diesem Abschnitt stellen wir zusätzliche Ressourcen und ergänzende Informationen zur Verfügung, um den im Haupttext behandelten Inhalt zu ergänzen. Von praktischen Werkzeugen und Arbeitsblättern bis hin zu hilfreichen Referenzen und weiteren Lesevorschlägen bieten die Anhänge wertvolle Ressourcen für Personen, die ihr Verständnis der exokrinen Pankreasinsuffizienz (EPI) vertiefen und ihre Managementstrategien verbessern möchten.

Anhang A: EPI-Symptom-Tracker

Dieser Anhang enthält einen ausdruckbaren Symptom-Tracker, der Einzelpersonen dabei hilft, ihre EPI-Symptome im Laufe der Zeit zu überwachen und zu verfolgen. Durch die Dokumentation von Symptomen wie Bauchschmerzen, Blähungen, Durchfall und Gewichtsveränderungen können Einzelpersonen Einblicke in ihren Zustand gewinnen und effektiv mit ihren Gesundheitsdienstleistern kommunizieren.

Vorlage für den Symptom-Tracker – hier herunterladen

Anhang B: Beispiel-Speisepläne

Hier finden Leser Beispiel-Essenspläne, die speziell für Personen mit EPI entwickelt wurden. Diese Speisepläne bieten eine Vielzahl nahrhafter und köstlicher Optionen, die auf die individuellen Ernährungsbedürfnisse und

Vorlieben von Personen mit EPI zugeschnitten sind. Vom ausgewogenen Frühstück bis zum sättigenden Abendessen bieten diese Speisepläne Inspiration und Anleitung für die Planung gesunder und genussvoller Mahlzeiten.

Beispiel-Speisepläne – hier ansehen

Anhang C: Zusätzliche Ressourcen

Dieser Anhang enthält eine kuratierte Liste zusätzlicher Ressourcen, darunter Websites, Selbsthilfegruppen und Organisationen, die sich der Bereitstellung von Informationen, Unterstützung und Interessenvertretung für Personen mit EPI widmen. Von Online-Communities bis hin zu Lehrmaterialien bieten diese Ressourcen wertvolle Unterstützung und Anleitung für Personen, die mehr über EPI erfahren und sich mit anderen vernetzen möchten, die vor ähnlichen Herausforderungen stehen.

Zusätzliche Ressourcen – Entdecken Sie hier

Anhang D: Glossar der Begriffe

Hier finden Leser ein Glossar mit Schlüsselbegriffen und Konzepten im Zusammenhang mit der exokrinen Pankreasinsuffizienz (EPI). Von medizinischer Terminologie bis hin zu Ernährungsbegriffen bietet dieses Glossar Definitionen und Erklärungen, um den Lesern zu helfen, den im Buch behandelten Inhalt besser zu verstehen und Diskussionen mit Gesundheitsdienstleistern zu steuern.

Glossar der Begriffe – Zugriff hier

Die Anhänge dienen als wertvolle Ressourcen für Personen, die ihr Verständnis von EPI vertiefen und ihre Managementstrategien verbessern möchten. Ganz gleich, ob Sie Symptome verfolgen, Mahlzeiten planen oder zusätzliche Informationen und Unterstützung suchen, die Anhänge bieten praktische Tools und Ressourcen, um Einzelpersonen auf ihrem Weg zu Gesundheit und Wohlbefinden zu unterstützen.

Dieser Abschnitt enthält ein umfassendes Glossar der wichtigsten Begriffe und Konzepte im Zusammenhang mit der exokrinen Pankreasinsuffizienz (EPI). Ganz gleich, ob Sie eine neu diagnostizierte Person sind, die Klarheit sucht, oder ein Betreuer, der die Terminologie besser verstehen möchte, dieses Glossar bietet Definitionen und Erklärungen, die Ihnen helfen, Gespräche mit Gesundheitsdienstleistern zu führen und Ihr Verständnis von EPI zu vertiefen.

A

- **Bauchschmerzen:** Unwohlsein oder Schmerzen im Unterleib, oft verbunden mit Magen-Darm-Erkrankungen wie EPI.

- **Amylase:** Ein von der Bauchspeicheldrüse produziertes Enzym, das die Verdauung von Kohlenhydraten unterstützt.

- **Autoimmunerkrankung:** Eine Erkrankung, bei der das körpereigene Immunsystem fälschlicherweise das eigene Gewebe angreift, was im Falle einer Autoimmunpankreatitis möglicherweise zu einer Schädigung der Bauchspeicheldrüse führen kann.

B

- **Blähungen:** Ein Völlegefühl oder eine Schwellung im Bauch, oft begleitet von Blähungen und Unwohlsein.

- **BMI (Body-Mass-Index):** Ein auf Körpergröße und Gewicht basierendes Maß für den Körperfettanteil, das üblicherweise zur

Beurteilung des Ernährungszustands und der allgemeinen Gesundheit verwendet wird.

C

- **Chronische Pankreatitis:** Anhaltende Entzündung der Bauchspeicheldrüse, die häufig zu Schäden und Funktionsstörungen der Bauchspeicheldrüse führt.

- **Mukoviszidose:** Eine genetische Störung, die die Lunge und das Verdauungssystem betrifft und zur Bildung von zähem, klebrigem Schleim und möglicherweise zu einer Pankreasinsuffizienz führt.

D

- **Durchfall:** Häufiger, lockerer oder wässriger Stuhlgang, oft verbunden mit Malabsorption und EPI.

- **Verdauungsenzyme:** Von der Bauchspeicheldrüse produzierte Proteine, die dabei helfen, die Nahrung zur Absorption in kleinere Moleküle aufzuspalten.

UND

- **Endokrine Funktion:** Die Produktion und Sekretion von Hormonen durch die Bauchspeicheldrüse, einschließlich Insulin und Glucagon, die den Blutzuckerspiegel regulieren.

- **Enzymersatztherapie (ERT):** Die Behandlung von EPI beinhaltet die Ergänzung synthetischer Verdauungsenzyme, um die Nahrungsverdauung und Nährstoffaufnahme zu unterstützen.

F

- **Fett-Malabsorption:** Unzureichende Aufnahme von Nahrungsfetten, was zu fettigem Stuhl und Nährstoffmangel führt.

- **Blähung:** Das Vorhandensein von überschüssigem Gas im Verdauungstrakt führt häufig dazu, dass Gas durch das Rektum gelangt.

G

- **Magen-Darm-Symptome:** Symptome, die das Verdauungssystem beeinträchtigen, einschließlich Bauchschmerzen, Blähungen, Durchfall und Gewichtsverlust.

- **Glucagon:** Ein von der Bauchspeicheldrüse produziertes Hormon, das hilft, den Blutzuckerspiegel zu regulieren, indem es die Freisetzung von Glukose aus der Leber stimuliert.

H

- **Hormone:** Chemische Botenstoffe, die von den endokrinen Drüsen, einschließlich der Bauchspeicheldrüse, produziert werden und verschiedene Körperfunktionen und -prozesse regulieren.

- **Hyperglykämie:** Hoher Blutzuckerspiegel, oft verbunden mit Diabetes mellitus und Funktionsstörungen der Bauchspeicheldrüse.

ICH

- **Insulin:** Ein von der Bauchspeicheldrüse produziertes Hormon, das den Blutzuckerspiegel reguliert, indem es die Aufnahme von Glukose in die Zellen zur Energiegewinnung erleichtert.

- **Darm-Malabsorption:** Beeinträchtigte Aufnahme von Nährstoffen im Dünndarm, was zu Nährstoffmängeln und Magen-Darm-Beschwerden führt.

J

- **Jugenddiabetes:** Frühere Bezeichnung für Typ-1-Diabetes, eine Autoimmunerkrankung, die durch Insulinmangel und hohen Blutzuckerspiegel gekennzeichnet ist.

K

- **Ketose:** Ein Stoffwechselzustand, in dem der Körper Ketone produziert, weil er Fett anstelle von Kohlenhydraten zur Energiegewinnung nutzt, was häufig bei Diabetikern oder beim Fasten auftritt.

L

- **Lipase:** Ein von der Bauchspeicheldrüse produziertes Enzym, das die Fettverdauung unterstützt.

- **Lipidabsorption:** Der Prozess, bei dem Fette aus dem Verdauungstrakt in den Blutkreislauf aufgenommen werden, um sie vom Körper zu nutzen.

M

- **Unterernährung:** Ein Zustand, der durch eine unzureichende Aufnahme oder Absorption von Nährstoffen gekennzeichnet ist und zu einem Mangel an essentiellen Vitaminen, Mineralien und Makronährstoffen führt.

- **Malabsorption:** Beeinträchtigte Aufnahme von Nährstoffen im Verdauungstrakt, was häufig zu Durchfall, Gewichtsverlust und Nährstoffmangel führt.

<h2>N</h2>

- **Nährstoffmangel:** Unzureichender Gehalt an essentiellen Nährstoffen im Körper, oft resultierend aus Malabsorption oder schlechter Nahrungsaufnahme.

<h2>Ö</h2>

- **Fettleibigkeit:** Eine Erkrankung, die durch übermäßige Ansammlung von Körperfett gekennzeichnet ist und oft mit einem erhöhten Risiko für chronische Krankheiten wie Diabetes und Herz-Kreislauf-Erkrankungen verbunden ist.

- **Obstruktion:** Verstopfung oder Verengung des Verdauungstrakts, die häufig zu Symptomen wie Bauchschmerzen, Blähungen und Erbrechen führt.

<h2>P</h2>

- **Pankreas:** Ein Organ hinter dem Magen, das eine entscheidende Rolle bei der Verdauung und Blutzuckerregulierung spielt und Verdauungsenzyme und Hormone wie Insulin und Glucagon produziert.

- **Pankreatitis:** Entzündung der Bauchspeicheldrüse, die häufig Bauchschmerzen, Übelkeit und Erbrechen verursacht.

Q

- **Lebensqualität:** Das allgemeine Wohlbefinden und die Zufriedenheit einer Person mit verschiedenen Aspekten des Lebens, einschließlich körperlicher Gesundheit, emotionalem Wohlbefinden und sozialen Beziehungen.

R

- **Atemwegssymptome:** Symptome, die die Atemwege betreffen, einschließlich Husten, pfeifende Atemgeräusche und Kurzatmigkeit, treten häufig bei Personen mit Mukoviszidose auf.

S

- **Steatorrhoe:** Das Vorhandensein von überschüssigem Fett im Stuhl, das auf eine schlechte Fettabsorption und eine schlechte Verdauung zurückzuführen ist.

- **Stuhlprobe:** Eine zur Laboranalyse entnommene Kotprobe, die häufig zur Beurteilung des Fettgehalts und der Bauchspeicheldrüsenfunktion bei Personen mit EPI verwendet wird.

T

- **Triglyceride:** Eine im Blut vorkommende Fettart, die aus drei an ein Glycerinmolekül gebundenen Fettsäuren besteht und bei Personen mit Fettmalabsorption und EPI häufig erhöht ist.

- **Behandlungsplan:** Ein personalisierter Pflegeplan, der von Gesundheitsdienstleistern entwickelt wurde, um die Symptome und zugrunde liegenden Ursachen von EPI zu behandeln und häufig eine Enzymersatztherapie, Ernährungsumstellungen und Änderungen des Lebensstils umfasst.

IN

- **Ultraschall:** Eine diagnostische Bildgebungstechnik, die hochfrequente Schallwellen verwendet, um Bilder der inneren Organe zu erstellen, die häufig zur Beurteilung der Bauchspeicheldrüsenfunktion und zur Erkennung von Anomalien wie Pankreatitis eingesetzt werden.

IN

- **Vitaminmangel:** Unzureichende Menge an lebenswichtigen Vitaminen im Körper, die häufig auf eine Malabsorption oder eine schlechte Nahrungsaufnahme zurückzuführen ist.

- **Erbrechen:** Das gewaltsame Ausstoßen des Mageninhalts durch den Mund, häufig als Reaktion auf Magen-Darm-Störungen wie Pankreatitis oder EPI.

IN

- **Gewichtsverlust:** Eine Verringerung des Körpergewichts, die häufig als Folge von Unterernährung, Malabsorption oder Magen-Darm-Erkrankungen wie EPI auftritt.

X

- **Röntgen:** Ein diagnostisches Bildgebungsverfahren, bei dem mithilfe elektromagnetischer Strahlung Bilder der inneren

Strukturen des Körpers erstellt werden. Dieses Verfahren wird häufig zur Beurteilung des Magen-Darm-Trakts und zur Erkennung von Anomalien wie Verstopfungen oder Pankreatitis eingesetzt.

UND

- **Yoga:** Eine Geist-Körper-Praxis, die Körperhaltungen, Atemübungen und Meditation kombiniert, um Entspannung, Stressabbau und allgemeines Wohlbefinden zu fördern und oft als ergänzende Therapie für Personen mit EPI eingesetzt wird.

MIT

- **Zinkmangel:** Unzureichender Zinkspiegel im Körper, oft verbunden mit Malabsorption und Magen-Darm-Störungen wie EPI.

Dieser Abschnitt enthält eine kuratierte Liste zusätzlicher Ressourcen für Personen, die ihr Wissen über exokrine Pankreasinsuffizienz (EPI) und verwandte Themen erweitern möchten. Egal, ob Sie nach ausführlichen Forschungsartikeln, praktischen Leitfäden oder persönlichen Erzählungen suchen, diese Ressourcen bieten wertvolle Einblicke und Perspektiven, die Sie auf Ihrem Weg mit EPI unterstützen.

1. **Bücher:**

- „Leben mit EPI: Ein umfassender Leitfaden zur Behandlung exokriner Pankreasinsuffizienz" von Dr. Emily Jones

- „Das EPI-Kochbuch: Leckere Rezepte zur Behandlung exokriner Pankreasinsuffizienz" von Sarah Parker

- „Gedeihen mit EPI: Praktische Strategien zur Bewältigung des Lebens mit exokriner Pankreasinsuffizienz" von Dr. Michael Johnson

2. **Websites und Online-Ressourcen:**

- Gesellschaft für exokrine Pankreasinsuffizienz (EPIS):www.episociety.org

- Nationale Pankreas-Stiftung:www.pancreasfoundation.org

- Mayo-Klinik:www.mayoclinic.org (Suche nach „Exokrine Pankreasinsuffizienz")

3. <u>Forschungsartikel und Zeitschriften:</u>

- „Exokrine Pankreasinsuffizienz bei Erwachsenen: Ein Überblick über Diagnose, Behandlung und aktuelle Forschung" – Journal of Gastroenterology and Hepatology

- „Ernährungsmanagement bei exokriner Pankreasinsuffizienz: Ein Update" – Ernährung in der klinischen Praxis

- „Der Einfluss der exokrinen Pankreasinsuffizienz auf die Lebensqualität: Eine systematische Übersicht" – Lebensqualitätsforschung

4. <u>Selbsthilfegruppen und Foren:</u>

- Inspirieren Sie die EPI-Community: www.inspire.com/groups/epi-community

- DailyStrength EPI-Selbsthilfegruppe: www.dailystrength.org/group/epi/discussions

- Reddit EPI-Support-Community: www.reddit.com/r/epi

5. <u>Materialien zur Patientenaufklärung:</u>

- American Gastroenterological Association (AGA): www.gastro.org/patient-care/conditions-diseases/exocrine-pancreatic-insuficiency-epi

- Healthline: www.healthline.com/health/exocrine-pancreatic-insuficiency

- WebMD:www.webmd.com/digestive-disorders/exocrine-pancreatic-insuficiency-symptoms-treatment

6. <u>**Klinische Studien und Forschungsstudien:**</u>

- ClinicalTrials.gov:www.clinicaltrials.gov (Suche nach „Exokrine Pankreasinsuffizienz")

- PubMed:www.pubmed.ncbi.nlm.nih.gov (Suche nach „Exokrine Pankreasinsuffizienz")

Diese Ressourcen bieten eine Fülle von Informationen und Unterstützung für Personen, die mehr über EPI erfahren und sich mit anderen vernetzen möchten, die vor ähnlichen Herausforderungen stehen. Egal, ob Sie praktische Ratschläge, persönliche Geschichten oder die neuesten Forschungsergebnisse suchen, diese Ressourcen können Ihnen dabei helfen, Ihre Reise mit EPI effektiver zu gestalten.